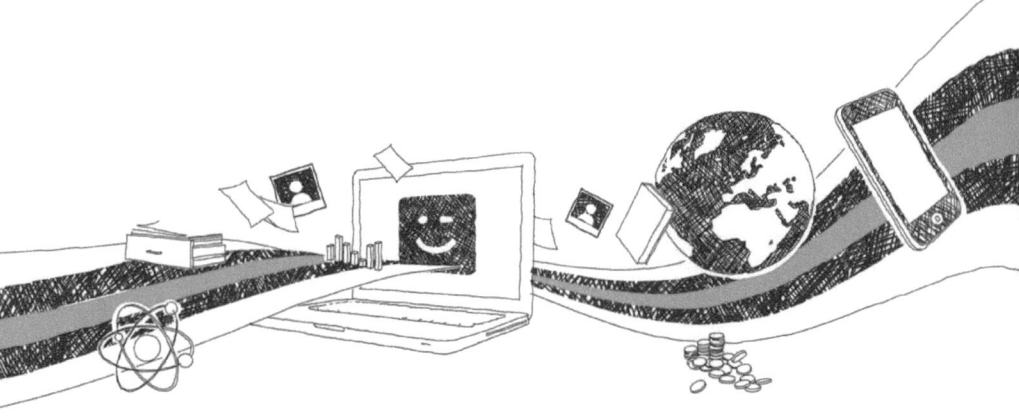
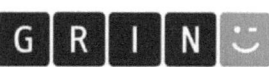

Ernst Probst

Superfrauen 6 - Medizin

Biografien berühmter Ärztinnen, Krankenschwestern, Hebammen und Stifterinnen

GRIN Verlag

Bibliografische Information der Deutschen Nationalbibliothek:

Die Deutsche Bibliothek verzeichnet diese Publikation in der Deutschen National-
bibliografie; detaillierte bibliografische Daten sind im Internet über http://dnb.d-
nb.de/ abrufbar.

Impressum:

Copyright © 2013 GRIN Verlag GmbH
Druck und Bindung: Books on Demand GmbH, Norderstedt Germany
ISBN: 978-3-640-39515-6

Dieses Buch bei GRIN:

http://www.grin.com/de/e-book/133061/superfrauen-6-medizin

GRIN - Your knowledge has value

Der GRIN Verlag publiziert seit 1998 wissenschaftliche Arbeiten von Studenten, Hochschullehrern und anderen Akademikern als eBook und gedrucktes Buch. Die Verlagswebsite www.grin.com ist die ideale Plattform zur Veröffentlichung von Hausarbeiten, Abschlussarbeiten, wissenschaftlichen Aufsätzen, Dissertationen und Fachbüchern.

Besuchen Sie uns im Internet:

http://www.grin.com/

http://www.facebook.com/grincom

http://www.twitter.com/grin_com

Ernst Probst

Superfrauen 6 – Medizin

Biografien berühmter Ärztinnen,
Krankenschwestern, Hebammen
und Stifterinnen

Dr. Veronica Carstens,
Christiane Herzog,
Hannelore Kohl,
Liz Mohn
und Dr. Mildred Scheel
gewidmet

INHALT

DANK

Für Auskünfte, kritische Durchsicht von Texten
(Anmerkung: Etwaige Fehler gehen zu Lasten
des Verfassers), mancherlei Anregung, Diskussion
und andere Arten der Hilfe danke ich herzlich:

Werner Baumbauer †, Mackenrodt
Rolf-Ingo Behnke, Diplom-Bibliothekar,
Stadtbibliothek Salzgitter
Bonner General-Anzeiger, Archiv
Christiane Herzog †, Gründerin
der Christiane Herzog Stiftung
Dr. med. Veronica Carstens †,
Gründerin der Karl und Veronica-Carstens-Stiftung
und der Fördergemeinschaft für Erfahrungsheilkunde
„NATUR UND MEDIZIN", Bonn
Christiane Eichenberg, Universität Köln
Freie Presse, Chemnitz
Isa Gräfin von der Goltz, Hamburg
Dieter Grottker, Technische Universität Dresden
Professor Dr. Peter Gutjahr,
Universitätskinderklinik, Mainz
Ute Herbst, Oberin, Werner-Schule,
Deutsches Rotes Kreuz, Göttingen
Heiner Herkenhoff, Büro Hannelore Kohl
Birgit Karg, Presse- und Öffentlichkeitsarbeit,
Stiftung Deutsche Schlaganfall-Hilfe, Gütersloh

Barbara Kempa, Persönliches Büro Walter Scheel,
München
Hannelore Kohl †,
Gründerin des Kuratoriums
für Unfallverletzte mit Schäden
des zentralen Nervensystems
und der Hannelore Kohl Stiftung
Andrea Kramarzczyk, Kustodin Frühe Neuzeit,
Schlossbergmuseum Chemnitz,
Museum für Stadtgeschichte
Dr. Marcel Kullin, Schweizerischer Nationalfonds,
Abteilung Mathematik, Natur-
und Ingenieurwissenschaften,Bern
Dr. med. Margarete Mitscherlich-Nielsen †,
Psychoanalytikerin, Frankfurt am Main
Mitteldeutsche Zeitung, Abteilung Dokumentation,
Halle/Saale
Bernd Neu, Archivar, Ingelheim
Professorin Dr. ret. nat. Christiane Nüsslein-Volhard,
Max-Planck-Institut für Entwicklungsbiologie,
Tübingen
Dr. K. Obermayr, Europa-Schule,
Rhein-Main-Schule Dr. Obermayr, Wiesbaden
Christopher Pfehl, Garmisch-Partenkirchen
Doris Probst, Mainz-Kostheim
Stefan Probst, Mainz-Kostheim
Iris Schilke, Verein zur Erforschung
der Dresdner Frauengeschichte e. V.,
FrauenStadtArchiv, Dresden
Britta Söderlund, Svenska Institutet, Stockholm
Städtische Museen Quedlinburg
Henriette Thomas, Hebamme in der Geschäftsstelle,

10

Bund Deutscher Hebammen, e. V., Karlsruhe
Sonja Werner, Journalistin, Nierstein am Rhein
J. S. Williams, Corporate Services,
Bristol Record Office, Bristol

Weibliche Pioniere
der Medizin

Die Namen von Elsa Brändström, des „Engels der Gefangenen", der berühmten englischen Krankenpflegerin Florence Nightingale und von Mildred Scheel, der Gründerin der „Deutschen Krebshilfe", hat fast jeder schon mal gehört. Aber wer kennt auch Aletta Jacobs, Elizabeth Blackwell, Dorothea Erxleben, Marie-Louise Bourgeois, Justine Siegemundin und Margarete Steinbach?

Das vorliegende Taschenbuch „Superfrauen 6 – Medizin" will diesem Manko abhelfen: Es stellt 29 berühmte Hebammen, Krankenpflegerinnen, Ärztinnen und Stifterinnen aus der ganzen Welt in Wort und Bild vor. In den Biographien geht es nicht nur um das Werk der erwähnten Frauen, sondern auch um ihr Privatleben mit all seinen Höhen und Tiefen.

Die Lebensläufe der ersten Hebammen und Ärztinnen zeigen, wie schwer es diesen Frauen in einer von Männern dominierten Welt gemacht wurde, ihre beruflichen Ziele zu verwirklichen. Lange Zeit konnten sie nur unter größten Schwierigkeiten Medizin studieren und später praktizieren. Gottlob sind diese Zeiten vorbei!

Ernst Probst

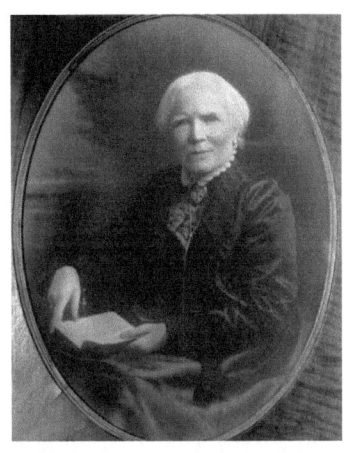

Elizabeth Blackwell

Amerikas
erste Ärztin

Die erste Frau, die in den USA erfolgreich das Doktorexamen ablegte, war die aus England stammende Elizabeth Blackwell (1821–1910). Zu ihren Lebzeiten herrschte die Ansicht vor, nur Männer könnten Mediziner werden. Allen Schwierigkeiten zum Trotz verwirklichte sie ihren Berufwunsch. Amerikas erste Ärztin prägte den in der Krankheitsvorsorge berühmten Satz „Vorbeugen ist besser als Heilen".

Elizabeth Blackwell wurde am 3. Februar 1821 als viertes von neun Kindern des Zuckerraffineurs Samuel Blackwell (1790–1838) und seiner Ehefrau Hannah Lane (1792–1870) in Counterslip bei Bristol in England geboren. Sie erhielt den Kosenamen „Bess". Ihr Vater nannte sie „Little Shy" („kleine Schüchterne").

Als Elizabeth elf Jahre alt war, zerstörte nachts ein Feuer das Geschäft ihres Vaters. Dadurch verarmte die Familie und wanderte 1832 in die USA aus. In New York City stieg Samuel Blackwell erneut ins Zuckergeschäft ein, aber er wollte keinen Zucker verkaufen, der mit Hilfe von Sklaven hergestellt wurde. 1837 zog die Familie Blackwell nach Cincinnati in Ohio, wo der Vater im Jahr darauf starb.

Elizabeth verdiente anfangs als Lehrerin an der von ihrer Mutter betriebenen kleinen Privatschule für schwarze Kinder ihren Lebensunterhalt. Später gab sie Musikunterricht in Charleston, um damit ihr Medizinstudium zu finanzieren. Am 23. Januar 1849 bestand die 27-Jährige als erste Frau in den USA und als beste Studentin ihres Jahrgangs am „Geneva College" in New York City das Doktorexamen. Damit war sie die erste Ärztin in Amerika, fand jedoch keine Stelle und reiste deswegen nach Europa. In London begegnete Elizabeth Blackwell der britischen Krankenschwester Florence Nightingale (1820–1910). Anschließend ging sie nach Paris, um dort Arbeit zu suchen. Weil in Frankreich ihre Dissertation nicht anerkannt wurde, erwarb sie ein französisches Diplom für Geburtshilfe. Danach kehrte sie nach New York City zurück und plante, dort eine eigene Praxis zu eröffnen.

Als ihr in New York City kein Hausbesitzer Räumlichkeiten für eine Praxis vermieten wollte, nahm Elizabeth Blackwell ein Darlehen auf und erwarb ein Haus. Bald kamen so viele Patientinnen zu ihr, dass sich die Presse für sie interessierte und männliche Kollegen ihre Arbeit anerkannten.

Dank ihrer Einnahmen konnte Elizabeth Blackwell 1857 das erste Frauen- und Kinderkrankenhaus in New York City eröffnen. Ihre Schwester Emily (1826–1910), die am „Rush Medical College" in Chicago Medizin studiert hatte, arbeitete für sie zunächst als Hebamme und leitete später zusammen mit der Polin Dr. Marie Zakrzewska (1829–1902) das New Yorker Krankenhaus. Diesem gliederte man später ein medizinisches Kolleg an, das Frauen die Ausbildung zur Ärztin erleichterte.

Bei einem ihrer Aufenthalte in England gründete Elizabeth Blackwell die „National Health Society". In ihrem Geburtsland lernte sie auch Sophia Jex-Blake (1840–1912) kennen, die sich 1869 an der medizinischen Fakultät der Universität Edinburgh beworben hatte und anfangs abgewiesen wurde, weil es sich für eine einzelne Frau nicht schicke, an den Kursen teilzunehmen. Deshalb organisierte sie eine Gruppe von sieben Frauen, die dann studieren durfte.

Nach einem Jahr wollten Sophia Jex-Blake und die anderen Frauen den Anatomiekurs besuchen. Der Weg zum Hörsaal wurde für sie zur Qual. Männliche Studenten verbarrikadierten den Eingang, bewarfen sie mit Schmutz und beschimpften sie übel. Als sie endlich ankamen, präsentierte man den Frauen Schafe und erklärte, nun seien auch „niedrige Tiere" nicht mehr von Hörsalen ausgeschlossen.

Nachdem man ihr auch das erreichte Diplom verweigerte, setzte Sophia Jex-Blake ihre Studien in New York City fort und wurde eine Schülerin von Elizabeth Blackwell. 1875 versuchte Sophia in England, Frauen aufgrund der Lizenz für Geburtshilfe in das Medizinregister eintragen zu lassen. Daraufhin trat die gesamte Prüfungsbehörde aus Protest zurück. Jex-Blake hatte damals in Edinburgh eine Medizinische Schule gegründet, an die sie auch Elizabeth Blackwell holte, die 1899 ihre New Yorker Schule schloss, weil das „Cornell University College" von da an auch Medizinstudentinnen aufnahm.

Elizabeth und Emily Blackwell setzten sich bis zu ihrem Tod für die Verbesserung der hygienischen Verhältnisse und für den Ausbau der allgemeinen Krankenversicherung ein. Kritisch äußerten sie sich über den exzessiven Einsatz der Chirurgie und über die sexuelle Doppelmoral.

Am 3. Mai 1910 starb Elizabeth Blackwell im Alter von 89 Jahren in Kilmun (Schottland). Ihre Schwester Emily folgte ihr noch im selben Jahr ins Grab.

Auch andere Blackwell-Kinder waren im Berufsleben sehr erfolgreich. Samuel (1823–1901) und Henry (1825–1909) wirkten als Sozialreformer. Anna (1816–1900) arbeitete als Zeitungskorrespondentin, Ellen (1828–1901) als Schriftstellerin und Künstlerin. Samuel heiratete die erste amerikanische Pastorin, Antoinette Brown (1825–1921), und Henry die Frauenrechtlerin und Kämpferin gegen die Sklaverei, Lucy Stone (1818–1893).

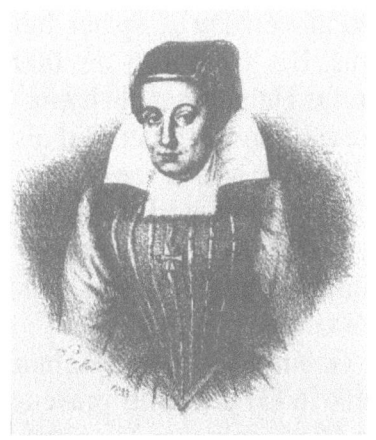

Marie
Louise
Bourgeois

Frankreichs
berühmteste Hebamme

Zu den bekanntesten Hebammen des 17. Jahrhunderts in Europa gehörte die Französin Marie-Louise Bourgeois (1563–1636). Zu ihrem Ruhm trug vor allem das von ihr verfasste Hebammenbuch bei, das 1608 in französischer und 1626 in deutscher Sprache erschien. Zahlreiche Ärzte bestätigten ihr nach der Lektüre dieses Werkes brieflich, sie hätten daraus großen Nutzen gezogen.

Marie-Louise Bourgeois wurde 1563 als Tochter einer vornehmen Familie in Paris geboren. Als 20-Jährige heiratete sie den königlichen Armeechirurgen Martin Boursier. Ihr Mann war ein Schüler des Wundarztes Ambroise Paré (um 1510–1590) am Pariser Armenkrankenhaus „Hôtel Dieu", von dem 1551 und 1573 zwei Abhandlungen über die Geburtshilfe veröffentlicht wurden. Nach vierjähriger Ehe war Marie-Louise Bourgeois schon eine Witwe mit drei Kindern. Bevor sie sich entschloss, sich zur Hebamme ausbilden zu lassen, verdiente sie – mehr schlecht als recht – ihren Lebensunterhalt mit dem Verkauf von Stickereien. Ihre ersten Erfahrungen als Hebamme sammelte sie in den Armenvierteln von Paris, später bei Schwangeren des Großbürgertums. Bis 1609 trug sie .000 von ihr geleitete Entbindungen in ihr Hebammenbuch ein. Bald genoss Marie-Louise Bourgeois einen so guten Ruf als Hebamme, dass die französische Königin Maria von Medici (1573–1642) sie an ihren Hof holte. Dort wirkte Marie-Louise an sieben Entbindungen der Königin mit. Ihr Honorar bei der Geburt eines Prinzen betrug .000 Dukaten, für eine Prinzessin dagegen nur 600.

Auf einem Kupferstich, der die Geburt des französischen Thronfolgers Ludwig XIII. (1601–1643) darstellt, präsentiert die Hebamme Marie-Louise Bourgeois den Neugeborenen dem Vater König Heinrich IV. (1553–1610) und weiteren Persönlichkeiten des Hofes. Bei diesem freudigen Ereignis hielten sich insgesamt 14 Personen in dem mit zahlreichen Polstermöbeln ausgestatteten Geburtszimmer auf.

Mit ihrem erwähnten Hebammenbuch löste Marie-Louise Bourgeois das von der ersten Ärztin Trotta (Trotula) von Salerno im elften Jahrhundert geschriebene Lehrbuch „Über die Leiden der Frau vor, während und nach der Entbindung" ab. Nach ihr brachten die englische Hebamme Jane Sharp das Werk „Midwives Book" (1671) und die deutsche Hebamme Justine Siegemundin (1636–1705) das Lehrbuch „Die Kgl. Preußische und Chur-Brandenburgische Hof-Wehemutter" (1690) heraus.

Schwere Zeiten erlebte Marie-Louise Bourgeois, als nach jahrzehntelanger Hebammentätigkeit eine ihrer Patientinnen, eine angesehene Hofdame, am Kindbettfieber starb. Dies hatte Angriffe und Verdächtigungen ihrer Kollegenschaft zur Folge, gegen die sie sich temperamentvoll wehrte.

Die tüchtige französische Hebamme schrieb ihre Lebenserinnerungen in dem Buch „Récit véritable de la naissance des Enfants de France" (1625, deutsch: „Wahre Erzählungen über die Geburt der Kinder Frankreichs"). Zuvor war ihr dreibändiges Werk „Observations diverses sur la stérilité" („Betrachtungen zur Unfruchtbarkeit") erschienen, das 1626 eine Neuauflage erfuhr und lange Zeit ein wichtiges Handbuch bildete. 1636 starb Marie-Louise Bourgeois in Paris.

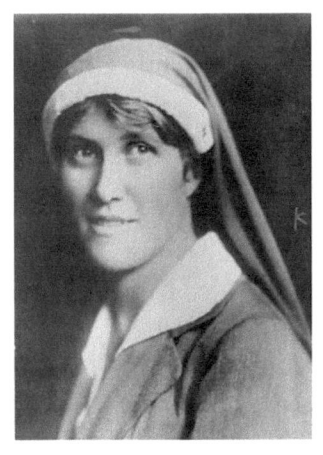

Elsa Brändström

Der „Engel
von Sibirien"

Große Verdienste bei der Versorgung deutscher und österreichischer Kriegsgefangener in Rußssland und bei ihrer Rückführung in die Heimat erwarb sich von 1914 bis 1920 die schwedische Abgeordnete des „Roten Kreuzes", Elsa Brändström (1888–1948). Während ihrer segensreichen Arbeit kam sie in Lagern, Gefängnissen, Bergwerken und Lazaretten mit etwa 70.000 Gefangenen in Verbindung. Ihre dankbaren Schützlinge verliehen ihr den Ehrentitel „Engel von Sibirien".

Elsa Brändström kam am 26. März 1888 als Tochter des schwedischen Generals Edvard Brändström, der als Militärattaché nach Russland kommandiert wurde, in Sankt Petersburg zur Welt. Sie verbrachte die ersten drei Jahre ihres Lebens in St. Petersburg und die nächsten 17 Jahre in Schweden, wo sie in Stockholm ein Lehrerinnenseminar absolvierte. 1908 wurde ihr Vater als schwedischer Gesandter an den Zarenhof nach Sankt Petersburg berufen. Nach Ausbruch des Ersten Weltkrieges 1914 sah Elsa Brändström bei der Besichtigung des Nikolai-Hospitals in

Sankt Petersburg erstmals die Not und das Elend deutscher und österreichischer Kriegsgefangener. Daraufhin meldete sie sich zusammen mit ihrer Freundin Ethel von Heidenstam (1881–1979) zum russischen Krankenpflegedienst. Ab 1915 traten die beiden Frauen in die Dienste des „Schwedischen Roten Kreuzes".

Fortan arbeitete Elsa Brändström mit fast übermenschlich wirkender Energie für die Erleichterung des Loses ihrer Schützlinge. Als Delegierte des „Schwedischen Roten Kreuzes" reiste sie durch ganz Russland und bis in die entferntesten Gegenden Sibiriens.

Beim ersten Besuch eines russischen Lagers in Sibirien bot sich Elsa Brändström ein Bild des Grauens. In für 500 Menschen gedachten Baracken vegetierten mehr als 800 deutsche und österreichische Soldaten dahin. Die Holzschuppen sind von früher her mit Flecktyphus infiziert gewesen, es gab keine Bademöglichkeiten. In der Krankenstation war der Boden mit Menschen übersät. Nur auf einigen Plätzen standen dort eiserne Bettstellen ohne Stroh, auf denen zwei Kranke lagen und oft noch zwei darunter. Im der ganzen Station gab es keine einzige Decke oder ein Kissen. Jeder Gefangene erhielt nur einen Becher Wasser.

In anderen Lagern waren die Zustände nicht besser. Einmal erfuhr Elsa Brändström von einem Lagerbefehl, der das Heizen der Öfen verbot. Die Gefangenen sollten sich durch ihre eigene Wärme erwärmen, hieß es. Zu Beginn des Ersten Weltkrieges kamen wegen der katastrophalen Zustände in den russischen Lagern mehr als 80 Prozent der deutschen und österreichischen Gefangenen durch Seuchen, Hunger und Kälte um.

Elsa Brändström linderte das Los der Kriegsgefangenen durch Lebensmittel, Decken, Medikamente, Geld und

Zuspruch. Bei gleichgültigen und manchmal böswilligen Lagerverwaltungen setzte sie merkliche Verbesserungen durch. Mitunter redete sie mit pflichtvergessenen russischen Lagerkommandanten eine deutliche Sprache oder drängte erfolgreich auf ihre Ablösung. Der Lagerkommandant von Tobolsk in der sibirischen Tundra beispielsweise wurde abgesetzt, weil er deutsche und österreichische Gefangene ausgepeitscht hatte.

Den Kriegsgefangenen, die fern der Heimat und ohne Nachricht von ihren Verwandten unter harten Bedingungen in dumpfer Verzweiflung dahinlebten, erschien die hochgewachsene, blonde und blauäugige junge Schwedin, die mit tatkräftiger Hilfe zu ihnen kam, wie ein Engel. Als Elsa Brändström selbst an Flecktyphus erkrankte, beteten in den Lagern die Gefangenen für ihre Genesung.

Zur Zeit der bolschewistischen Revolution 1917 waren noch immer etwa 200.000 Kriegsgefangene in Sibirien völlig von der Welt abgeschnitten. Trotz der Warnungen des russischen Revolutionärs und Politikers Leo Trotzki (1879–1940) brach Elsa Brändström mit schwedischen und deutschen Schwestern nach Sibirien auf und wurde dort 1918 während des Aufstandes der Tschechen als Spionin verhaftet und ins Gefängnis geworfen.

Im Herbst 1918 wurde Elsa Brändström in Omsk ihre Arbeitserlaubnis entzogen. Bereits im Winter 1918/1919 erhielt sie eine erneute Legitimation. Vom Sommer 1919 bis zum Frühjahr 1920 hielt sie sich in Wladiwostock und Krasnojarsk auf. 1920 internierte man sie in Omsk, anschließend kehrte sie nach Schweden zurück.

Nach dem Ende des Ersten Weltkrieges leitete der norwegische Polarforscher und Diplomat Fritjof Nansen (1861–1930) die Heimführung der Kriegsgefangenen aus

Sowjetrussland und organisierte als Hochkommissar des „Völkerbundes" („Nansenamt", 1912–1930) von 1921 bis 1923 Hilfsaktionen für das hungernde Sowjetrussland. 1922 erhielt er den Friedensnobelpreis.

1920 kehrte Elsa Brändström über Stettin nach Schweden zurück. In ihrem Buch „Unter Kriegsgefangenen in Rußland und Sibirien" (1920) und in Vorträgen rief sie die schwedische Bevölkerung zu neuer Hilfe auf. Ein Teil der Spenden in Höhe von insgesamt zweieinhalb Millionen Kronen ging sofort nach Sibirien. Mit einem anderen Teil erwarb Elsa Brändström 1922 das Moorbad Marienborn-Schmeckwitz bei Kamentz in Sachsen und die Schreibermühle bei Lychen (Uckermark) nördlich von Berlin, das sie als Arbeitssanatorium für ehemalige Kriegsgefangene aus Sibirien einrichtete.

Auch den Kindern der in Kriegsgefangenschaft gestorbenen Väter galt Elsa Brändströms Sorge. 1923 sammelte sie während einer sechsmonatigen Vortragsreise in den USA rund 100.000 US-Dollar, mit denen sie in der Inflationszeit nach Deutschland zurückkehrte und ein Schloss bei Alt-Mittweida in Sachsen pachtete, das sie als Kinderheim für Kriegswaisen und Kinder ehemaliger Kriegsgefangener einrichtete. Dieses Heim bezeichnete sie als „Neusorge".

Für ihre aufopfernde Arbeit verlieh die Universität Tübingen Elsa Brändström den Ehrendoktortitel. Der deutsche Diplomat Harry Graf Kessler (1868–1937) bezeichnete sie 1926 als „Die nordische Jeanne d'Arc".

Nach einer Russlandreise heiratete Elsa Brändström 1929 den Dresdener Pädagogen Dr. Robert Ulich (1890–1977). Ihr Mann war als Ministerialreferent im „Sächsischen Ministerium für Volksbildung" für die Hochschulen des Landes Sachsen zuständig und lehrte zugleich an der

„Technischen Hochschule Dresden" in der Kulturwissenschaftlichen Abteilung als Honorarprofessor für Praktische Pädagogik.

1931 verkaufte Elsa Brändström-Ulich die Schreibermühle Lychen und gab das Heim „Neusorge" an den Leipziger Fürsorgeverein ab. Damals wurde die „Elsa-Brändström-Werbegemeinschaft der Frauen", ein Fonds für Studiengelder ehemaliger Neusorger, gegründet. 1932 brachte Elsa ihre Tochter Brita zur Welt.

Nach der Machtergreifung der Nationalsozialisten 1933 trat Robert Ulich, der seit 1919 der „Sozialdemokratischen Partei Deutschlands" (SPD) angehörte, aus dem Staatsdienst aus und legte auch seine Honorarprofessur nieder. In jenem Jahr erlebte Elsa Brändström-Ulich, dass die Biographie ihrer Freundin Elsa Björkman-Goldschmidt über den „Engel von Sibirien" nicht gedruckt wurde, weil sie mit einem Sozialisten verheiratet war und dies nicht ins Verlagsprogramm passte.

Als das Ehepaar 1933 beschloss, mit seiner Tochter in die USA zu emigrieren, versuchte der Diktator Adolf Hitler (1889–1945), die berühmte Wohltäterin von diesem Schritt abzuhalten, und lud sie zu einer Unterredung auf den Obersalzberg ein. Die von Elsa Brändström-Ulich per Telegramm übermittelte Antwort lautete kurz und klar „Nein". Im Januar 1934 folgte Professor Ulich einem Ruf der Harvard-Universität in Cambridge (Massachusetts) und verließ zusammen mit Frau und Tochter Deutschland.

In Amerika unterstützte Elsa Brändström-Ulich deutsche Emigranten. Nach dem Zusammenbruch des Dritten Reiches setzte sie alle Hebel in Bewegung, um notleidenden Deutschen zu helfen. Die evangelische Kirche trat damals mit der Bitte an sie heran, ob sie in Deutschland die

Arbeit in der Kinderfürsorge nach dem Vorbild des Heims „Neusorge" wieder aufnehmen wolle. Doch die Besatzungsmächte verweigerten ihr den Pass.

Der Wunsch Elsa Brändström-Ulichs, Deutschland wiederzusehen, ging nicht mehr in Erfüllung. Sie wurde schwer krank und starb am 4. März 1948 im Alter von 59 Jahren in Cambridge (Massachusetts). Man setzte ihre Urne auf der elterlichen Grabstätte in Stockholm bei.

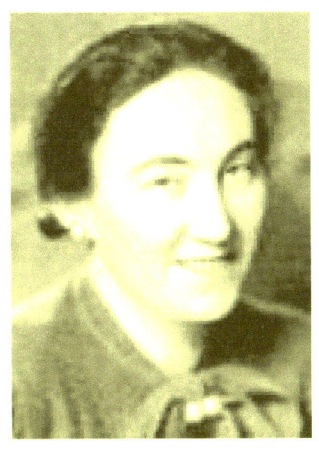

Charlotte Bühler

Die Wegbereiterin
der humanistischen
Psychologie

Zu den bedeutendsten Kinder- und Jugendpsychologinnen der Welt zählte die aus Deutschland stammende
Charlotte Bühler (1893–1974), geborene Malachowski. Sie
beschäftigte sich mit dem Lebenslauf und mit den
Lebenszielen des Menschen und gilt als Wegbereiterin für
die humanistische Psychologie. Nach ihr wurde der von ihr
entwickelte „Bühlersche Welt-Spiel-Test" benannt, mit dem
sie das Seelenleben von Kindern und Jugendlichen
erforschte.

Charlotte Malachowski kam am 20. Dezember 1893 als
ältestes von zwei Kindern des jüdischen Regierungsbau-
meisters Hermann Malachowski und seiner Ehefrau Rose,
geborene Kristeller, in Berlin zur Welt. Ihre Mutter, die
unter ihrer eigenen mangelhaften Ausbildung litt, meldete
sie für das Gymnasium an. Nach dem Abitur studierte
Charlotte ab 1913 in Freiburg im Breisgau, Berlin, Kiel und
München.

Zu Beginn ihres Studiums träumte Charlotte Malachowski
von einer Universitätsprofessur. Falls dies nicht möglich

sein sollte, wollte sie Gymnasiallehrerin werden. In Kiel besuchte sie das nahe der Universität liegende Lehrerinnenseminar und verlobte sich mit einem Studienkollegen. Doch nach einem fast nur aus Studenten bestehenden Regimentseinsatz an der Ostfront kehrte der Verlobte psychisch schwer gestört zurück, und es kam zur Trennung.

Im Herbst 1915 reiste Charlotte Malachowski für Studien zu ihrer geplanten Dissertation über „Denkprozesse" nach München. Dort befasste sie sich vor allem mit den Arbeiten des aus Meckesheim in Baden stammenden Psychiaters und Neurologen Karl Bühler (1879–1963), auf die sie 1914 in der Berliner Universitätsbibliothek aufmerksam geworden war. Einer Freundin sagte sie, dieser Mann wolle genau dasselbe wie sie, und sie wüsste gerne, wo er sei.

Charlotte ahnte zu jener Zeit nicht, dass Karl Bühler der Assistent ihres Münchener Universitätslehrers Oswald Külpe (1862–1915) und außerordentlicher Professor am Psychologischen Institut war, weil Bühler damals als Stabsarzt an der Front diente. Nach dem plötzlichen Tod Stumpfs am 30. Dezember 1915 wurde Bühler zurückberufen, übernahm vorübergehend die Leitung des Instituts und interessierte sich sehr für Charlottes Arbeiten.

Bereits zwei Wochen nach seiner Rückkehr hielt der 37-jährige Professor Karl Bühler auf dem Weg durch den Englischen Garten in München um die Hand der 22 Jahre alten Studentin Charlotte Malachowski an. Er blieb an einem großen Baum stehen, stellte die Milchkannen, die er trug, auf die Erde, und erklärte, sie sei genau jene, auf die er gewartet habe: eine Frau, die mit ihm seine Interessen teilen könne und die ihn als Mensch anzöge.

Am 4. April 1916 feierten Charlotte Malachowski und Karl Bühler ihre Hochzeit. Danach bezogen beide eine Wohnung in Schwabing und stellten dort ihre beiden Schreibtische im Wohnzimmer nebeneinander. 1917 kam die Tochter Ingeborg zur Welt.

1918 promovierte Charlotte Bühler mit „summa cum laude" zum „Doktor der Philosophie" und wandte sich der Kinder- und Jugendpsychologie zu. Im selben Jahr folgte Karl Bühler einem Ruf an die Technische Hochschule in Dresden, wohin auch seine Familie übersiedelte. 1919 schenkte Charlotte dem Sohn Rolf Dietrich das Leben.

Mit ihrer Arbeit „Entdeckung und Erfindung in Literatur und Kunst" habilitierte sich Charlotte Bühler 1920 als erste Privatdozentin Sachsens an der Technischen Hochschule in Dresden. Dank der finanziellen Unterstützung ihrer Eltern konnte sie eine Haushaltshilfe, Amme und später eine Gouvernante für ihre zwei Kinder beschäftigen.

Ab 31. August 1922 wirkte Karl Bühler als ordentlicher Professor der Philosophie an der Universität Wien. In der Folgezeit arbeiteten Karl und Charlotte am Psychologi-schen Institut, an der Lehrerakademie der Stadt Wien, wo ihnen ein Laboratium für ihre Forschungen offenstand, und in der Kinderübernahmestelle der Stadt Wien.

Nach ersten Kontakten zu Forschern in den USA wurde Charlotte Bühler 1924/1925 ein einjähriger Forschungsauf-enthalt als Fellow der „Sarah Lawrence Rockefeller Foundation" an der „Columbia University" in New York City ermöglicht. Von 1930 bis 1938 wirkte sie als außerordentliche Professorin in Wien. 1935 folgte ein weiterer Forschungsaufenthalt in den USA.

In Wien betrieb Charlotte Bühler mit zahlreichen Schülern durch Auswertung von Tagebüchern Jugendlicher und durch Verhaltensforschung kinder- und jugendpsychologi-sche Studien. Gemeinsam mit den Kinder- und Jugendpsychologinnen Hildegard Hetzer (1899–1991) und Lotte Schenk-Danzinger (1905–1992) entwickelte sie „Kleinkindertests" (1932), die bis heute angewendet werden.

Während eines beruflichen Aufenthalts im März 1938 in London hörte Charlotte Bühler die Nachricht vom Anschluss Österreichs an das „Deutsche Reich". Ihr Ehemann wurde nach einer Hausdurchsuchung durch die „Geheime Staatspolizei" („Gestapo") am 23. März 1938 in „Schutzhaft" genommen und im April aus politischen und weltanschaulichen Gründen beurlaubt.

Mit Hilfe eines zum Nazi gewordenen Norwegers, der früher in Österreich Generalkonsul gewesen war, erreichte Charlotte Bühler nach sechseinhalb Wochen die Freilassung ihres Mannes aus dem Gefängnis. Im Oktober 1938 trafen sich ihr Gatte, ihre Tochter und sie in Oslo wieder. Als eine gemeinsame Berufung an die Fordham University in New York City für Herbst 1938 nicht zustande kam, ging Karl Bühler an eine andere Universität in den USA, während Charlotte vorerst in Norwegen blieb.

Noch 1938 übernahm Charlotte Bühler eine Professur an der Lehrerakademie Trondheim in Norwegen und zugleich an der Universität Oslo. 1940 bat Karl Bühler seine Frau per Telegramm dringend, sie solle möglichst bald zu ihm nachkommen. In den USA befürchtete man damals bereits den Einmarsch der Deutschen in Norwegen. Am 29. März 1940 verließ Charlotte Oslo, bald danach – am 10. April – wurde Norwegen von den Deutschen besetzt.

In den USA erhielt Charlotte Bühler eine Professur am „St. Catherine College" von St. Paul in Minnesota, wo zuvor ihr Mann eine Stelle bekommen hatte. Das Ehepaar fühlte sich in seiner neuen Heimat nicht wohl. Für Karl Bühler war die erzwungene Emigration und die geistige Trennung von seiner früheren Wirkungsstätte unüberwindbar gewesen. Charlotte konnte lange Zeit von Wien nur mit Tränen sprechen.

1942 übernahm Charlotte Bühler die Leitung der psychologischen Abteilung des Zentralkrankenhauses von Minneapolis in Minnesota. 1945 wurde sie amerikanische Staatsbürgerin. Von 1945 bis 1953 arbeitete sie als Chefpsychologin des „County General Hospitals" in Los Angeles (Kalifornien) und von 1950 bis 1958 als Professorin für Psychiatrie an der Universität von Südkalifornien in Los Angeles, an der auch ihr Mann lehrte

Charlotte Bühler schrieb zahlreiche Bücher und veröffentlichte viele Arbeiten über ihr Fachgebiet in wissenschaftlichen Zeitschriften und Sammelwerken. Das Verzeichnis ihrer Publikationen umfasst 168 Arbeiten, von denen mehrere in 21 Sprachen übersetzt wurden.

Zu Charlotte Bühlers bekanntesten Werken gehören unter anderem „Das Märchen und die Phantasie des Kindes" (1918), „Das Seelenleben des Jugendalters" (1922), „Kindheit und Jugend" (1928), „Der menschliche Lebenslauf als psychologisches Problem" (1933), ein Standardwerk der praktischen und experimentellen Psychologie, „From birth to maturity" (1935), „Praktische Kinderpsychologie" (1937), „Kind und Familie" (1938), „Entwicklungsteste" (1952) sowie „Kindheitsprobleme und der Lehrer" (1952). Mit ihrem Band „Psychologie im Leben unserer Zeit" (1962) erreichte sie Bestseller-Auflagen.

Am 24. Oktober 1963 starb Karl Bühler im Alter von 84 Jahren in Los Angeles. Obwohl er immer ein wenig im Schatten seiner Frau stand, war auch er ein bedeutender Psychologe gewesen. Er hatte als einer der ersten die geistige Entwicklung des Kindes mit Hilfe von Testverfahren untersucht. Außerdem war er erstmalig zu einer genauen Unterscheidung des durch „Dressur" Angelernten und dem Lernen des Kindes durch selbstständiges „Sinnerfassen" gelangt und hatte so Instinktmäßiges und Intellekt in der Entwicklung scharf voneinander abgegrenzt.

Anfang Juli 1964 sprach Charlotte Bühler vor Professoren und Studenten der Pädagogischen Hochschule in Heidelberg, wo sie die Patenschaft für die psychologische Arbeitsgruppe „Weg zum Kind" übernahm, die ihren Namen erhielt. In einem stark beachteten Vortrag über den Ablauf des menschlichen Lebens stellte Charlotte Bühler „vier Grundtendenzen des Lebens" heraus: Bedürfnisbefriedigung, selbstbeschränkende Anpassung, schöpferische Expansion und Aufrechterhaltung der „inneren Ordnung". Letzteren Begriff prägte sie selbst.

Nach ihrer Emeritierung führte Charlotte Bühler bis 1971 eine private Praxis in Beverly Hills (Kalifornien), siedelte im selben Jahr nach Deutschland über und praktizierte bis zu ihrem Tod in Stuttgart, wo ihr Sohn Rolf Dietrich eine Professur an der Technischen Hochschule innehatte. Am 3. Februar 1974 starb sie im Alter von 80 Jahren in Stuttgart.

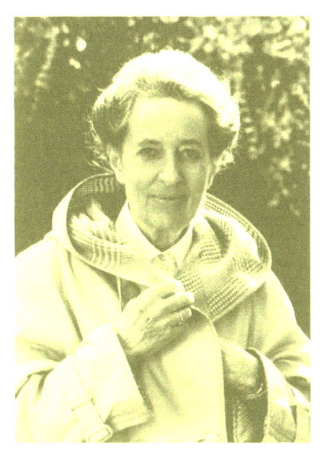

Veronica Carstens

Die Förderin
der Naturheilkunde

Als Mitbegründerin der „Karl und Veronica-Carstens-Stiftung" (1981) und der Fördergemeinschaft für Erfahrungsheilkunde „NATUR und MEDIZIN" (1983) tat sich die Internistin und „First Lady" der Bundesrepublik Deutschland, Dr. Veronica Carstens (1923–2012), geborene Prior, hervor. Die von der Präsidentengattin und ihrem Mann aus der Taufe gehobenen Organisationen unterstützen wissenschaftliche Arbeiten zur Erforschung von Präparaten und Methoden der Naturheilkunde und Homöopathie.

Veronica Prior wurde am 18. Juni 1923 als jüngstes von vier Kindern des Diplom-Ingenieurs Willi Prior in Bielefeld (Westfalen) geboren. Nach dem in ihrer Heimatstadt absolvierten Abitur leistete sie im Kriegsjahr 1941 den obligatorischen Arbeitsdienst in einem Lager in Westrup (Westfalen) ab. Sie wurde in der Landwirtschaft zur Kartoffelernte und zum Fahren mit einem Ochsengespann eingesetzt.

Auf den Arbeitsdienst folgte ab 1942 ein Medizinstudium in Freiburg/Breisgau, obwohl Veronica Carstens ursprünglich

Musik studieren wollte. 1943 verliebte sich die Medizinstudentin bei der Hochzeit ihrer Schwester Annette auf den ersten Blick in den aus Bremen stammenden Flakleutnant Karl Carstens (1914–1992). Im Anschluss an das Physikum arbeitete sie von 1944 bis 1945 als Rote-Kreuz-Schwester in einem Lazarett in Schobüll hinter dem Deich.

Im Dezember 1944 heiratete Veronica Prior in Berlin-Tegel den Leutnant Karl Carstens. Auf der Hochzeitsreise ins Riesengebirge hörte das Paar bereits den Kanonendonner der heranrückenden russischen Armee. Veronica Carstens erlebte das Ende des Zweiten Weltkrieges in Heide (Dithmarschen), wo sie damals in der Krankenstation der Kaserne arbeitete. Sie versuchte, sich nach Bremen durchzuschlagen, ihr Mann strampelte mit dem Fahrrad nach Heide. In Hamburg haben sich beide wieder getroffen. Es war einer der schönsten Augenblicke ihres Lebens. Der Krieg beendet, der Mann trotz aller Gefahren gesund – und nun lag die Zukunft im hellen Licht vor ihnen.

In der Nachkriegszeit begnügte sich Veronica Carstens mit ihrer Rolle als Hausfrau, während sich ihr als Rechtsanwalt in Bremen und später als Bevollmächtigter der Hansestadt Bremen beim Bund tätiger Mann zunehmend in der Politik engagierte. Sie spielte Geige und besuchte Vorlesungen über Kunstgeschichte, um den Tag auszufüllen, kam sich aber ohne eine sinnvolle Tätigkeit zunehmend nutzlos vor. Als sich herausstellte, dass die Ehe kinderlos bleiben würde, Karl Carstens seine Tätigkeit als Anwalt in Bremen aufgegeben hatte und nach Bonn in die Politik gegangen war, setzte Veronica Carstens 1956 auf den Rat ihres Gatten an der Rheinischen Friedrich-Wilhelms-Universität in Bonn ihr Medizinstudium fort, das sie 1960 mit Staatsexamen und Promotion abschloss. Es folgte ihre internistische

Fachausbildung am „St. Josefs-Krankenhaus" in Bonn-Beuel.

Zu Beginn der 1960-er Jahre gehörte Veronica Carstens zu den Gründerinnen des „Frauen- und Familiendienstes" des „Auswärtigen Amtes", in dem ihr Mann damals als Staatssekretär wirkte. Diese Organisation steht den Frauen und Familien bei dem häufigen Ortswechsel der Amtsangehörigen mit Rat und Tat zur Seite.

Veronica Carstens arbeitete von 1960 bis 1968 als Assistenzärztin, ehe sie 1968 in ihrem Wohnort Meckenheim unweit von Bonn eine eigene internistische Fachpraxis eröffnete, die vor allem auf die Biologische Medizin und die Homöopathie ausgerichtet war. Dabei handelte es sich um keine Starpraxis für Prominente, sondern um eine Kassenpraxis für alle Patienten. Zur Zeit der Praxiseröffnung war ihr Mann Chef des Bundeskanzleramtes.

1972 wählte man Veronica Carstens in das Presbyterium (Kirchenvorstand) der evangelischen Kirchengemeinde in Meckenheim. Ab 1973 fungierte ihr Mann in Bonn als Fraktionsvorsitzender der CDU/CSU. Erst ab dieser Zeit las Frau Carstens den politischen Teil der Zeitungen. Denn Politik hatte sie nie interessiert. Sie erschien ihr als eine Sache, die von entschlusskräftigen und dazu befähigten Männern und Frauen gestaltet und verantwortet wird.

Am 1. Juli 1979 wurde der CDU-Politiker Karl Carstens als Nachfolger von Walter Scheel (FDP) deutscher Bundespräsident. Seine Frau behielt ihre Meckenheimer Praxis und gab dort noch vier- oder fünf Mal in der Woche einen halben Tag lang Sprechstunden. Wenn ein Kind hohes Fieber hatte, machte sie auch einen Hausbesuch. Viele ihrer Patienten hatten die „Frau Doktor" gebeten, sie nicht im Stich zu lassen.

Als „First Lady" trat Veronica Carstens bescheiden und diszipliniert auf. Die Repräsentationspflichten als Gattin des Bundespräsidenten fielen ihr anfangs nicht leicht. Der Schritt aus der gutbürgerlichen Anonymität ins grelle Licht der Öffentlichkeit kostete sie einige Überwindung. Um mit ihrer neuen Funktion fertig zu werden und sich Mut zu machen, erinnerte sie sich oft an das indische Sprichwort: „Das, vor dem du Furcht hast, musst du tun."

Der Wohnsitz des Bundespräsidenten, die „Villa Hammerschmidt" in Bonn, ist Veronica Carstens und ihrem Mann eher fremd geblieben. Lieber hielten sich beide in ihrem 1973 in Meckenheim errichteten Einfamilienhaus auf. In der „Villa Hammerschmidt" stand Veronica Carstens eine Sozialabteilung mit qualifizierten Mitarbeitern zur Verfügung. Dort gingen zahlreiche Briefe und Anrufe von Hilfe- und Ratsuchenden ein.

Als „First Lady" war Veronica Carstens die Schirmherrin der „Deutschen Multiple-Sklerose-Gesellschaft", der „Deutschen UNICEF-Hilfe", des „Deutschen Müttergenesungswerks" und Vorsitzende der „Deutschen Altershilfe".

1981 gründeten Frau Carstens und ihr Mann die „Karl und Veronica-Carstens-Stiftung" und 1983 die Fördergemeinschaft für Erfahrungsheilkunde „NATUR und MEDIZIN", der jeder beitreten konnte und die bald mehr als 50.000 Mitglieder zählte. Veronica Carstens beklagte, viele gute Hausmittel, die sich bei Eltern oder Großeltern der jetzigen Generation zur Vermeidung und Behandlung von Krankheiten bewährt hätten, gerieten im technischen Zeitalter immer mehr in Vergessenheit. In den Industrieländern wüsste man noch viel zu wenig oder überhaupt nichts mehr über eine große Zahl von Heilpflanzen, die in anderen Kulturen erfolgreich angewandt würden.

Die Eheleute Carstens verfügten, die „Karl und Veronica-Carstens-Stiftung" solle nach ihrem Tod ihr ganzes Privatvermögen erben. Durch die von ihr geförderten umfangreichen wissenschaftlichen Arbeiten trug die Stiftung erheblich zur Anerkennung der Naturheilkunde in Deutschland bei.

Der Arbeitstag von Veronica Carstens fing um 6.30 Uhr an. Ihr Lebensmotto lautete: „Wer genug Arbeit hat, bleibt im Gleichmaß". Sie liebte die Literatur und die Musik, beherrschte selbst Geige und Bratsche, befasste sich aber auch mit Blumen und Garten. Mit ihrem Mann ist sie gerne gewandert. Am 30. Mai 1992 wurde Veronica Carstens Witwe.

Bei den Recherchen für sein Taschenbuch „Superfrauen 6 – Medizin" (2000) hatte der Autor Ernst Probst kurz mit Veronica Carstens zu tun. Sie gab prompt und freundlich erbetene Auskünfte, überprüfte den Textentwurf für ihre Kurzbiografie, stellte kostenlos ein Porträtfoto von ihr zur Verfügung und signierte auf Bitte des Autors einige Exemplare. Damit unterschied sie sich sehr wohltuend von manchen anderen „Superfrauen", mit denen Ernst Probst wegen seiner 14-bändigen Taschenbuchreihe zu tun hatte.

2009 zog sich die Mittsiebzigerin Veronica Carstens aus der Öffentlichkeit zurück. Zuletzt lebte sie in einem Sanatorium in Bonn. Am 25. Januar 2012 starb sie im Alter von 88 Jahren friedlich im Kreis ihrer engsten Weggefährten in Bonn. Sie hatte ihren Ehemann um fast zwei Jahrzehnte überlebt. Eine öffentliche Gedenkfeier erfolgte am 13. Februar 2012 in der Beethoven-Halle in Bonn.

In Nachrufen über Veronica Carstens hieß es, sie habe die Naturheilverfahren in Deutschland hoffähig gemacht. Ihr Einsatz habe einer menschlichen Medizin mit dem

Patienten im Mittelpunkt gegolten. Als sie während der Präsidialzeit ihres Ehemannes das Thema „Naturheilkunde" auf die Agenda gehoben habe, habe sie damit am Bild der technisierten Medizin gekratzt.

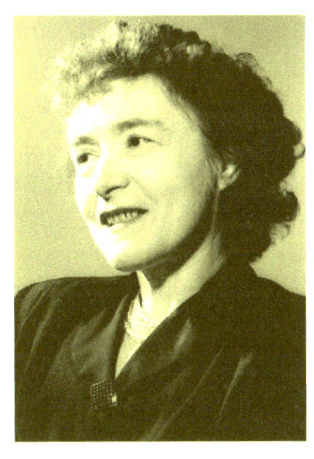

Gerty Cori

Die erste
Medizinnobel-
preisträgerin

Die erste Frau, die den „Nobelpreis für Medizin"
entgegennehmen konnte, war die aus der Tschechoslo-
wakei stammende amerikanische Ärztin Gerty Cori (1896–
1957), geborene Gerty Theresa Radnitz. Sie erhielt diese
hohe Auszeichnung zusammen mit ihrem Mann, dem
deutsch-amerikanischen Mediziner und Physiologen Carl
Ferdinand Cori (1896–1984), und dem argentinischen
Mediziner Bernardo Alberto Houssay (1887–1971).
Gerty Theresa Radnitz wurde am 15. August 1896 in Prag
geboren, das damals noch zur österreich-ungarischen
Monarchie gehörte. Ihr Vater Otto Radnitz leitete eine
Zuckerfabrik. Gerty war die älteste von drei Töchtern, ihre
jüngeren Geschwister hießen Lotte und Hilda. Bis zum
Alter von zehn Jahren erhielt Gerty im Elternhaus durch
Privatlehrer Unterricht, dann besuchte sie eine private
Mädchenschule.
Mit 16 Jahren beschloss Gerty Radnitz, das Abitur – in
Österreich „Matura" genannt – zu machen und Chemikerin
zu werden. Zwei Jahre lang lernte sie zu Hause Latein,

Mathematik, Physik und Chemie, bevor sie 1914 am Tetschen-Realgymnasium in Prag die Reifeprüfung bestand. Noch im selben Jahr schrieb sie sich an der „Deutschen Universität" in Prag ein und studierte Medizin. Zur selben Zeit wie die rothaarige Gerty Radnitz begann auch ein blonder junger Mann, dessen Vater eine meeresbiologische Station in Triest leitete, sein Medizinstudium in Prag: Carl Ferdinand Cori. Ihn faszinierten der Charme, die Intelligenz, die Vitalität und der Sinn für Humor seiner Kommilitonin, die Wanderungen, das Skifahren und Bergsteigen liebte. Bald waren beide beim Studium und in der Freizeit unzertrennlich.

1917 wurde Carl Cori als Sanitätsoffizier in die österreichische Armee eingezogen. Nach dem Ende des Ersten Weltkrieges konnte er 1918 sein Studium fortsetzen. Zu Beginn des Jahres 1920 promovierte Gerty Radnitz zum „Doktor der Medizin", auch Carl Cori beendete damals sein Studium. Die beiden zogen nach Wien und heirateten.

Anschließend arbeitete Gerty Cori zwei Jahre lang als Kinderärztin am Karolinen-Kinderspital in Wien, wo sie an Schilddrüsenerkrankungen leidende Kinder untersuchte. Ihr Mann wirkte im Untersuchungslabor der Wiener Universitätsklinik. In der Freizeit unternahmen die Eheleute Skitouren und Kletterpartien in den österreichischen Bergen.

1922 trat Carl Cori eine Stelle als Biochemiker am „Staatlichen Krebsforschungszentrum" in Buffalo am Eriesee im amerikanischen Bundesstaat New York an. Wenige Monate später folgte ihm seine Frau, die er als Assistentin am Krebsforschungszentrum unterbrachte. 1928 erhielt das Paar die amerikanische Staatsbürgerschaft. 1931 wurde Carl Cori als Pharmakologieprofessor an die

„Washington University School of Medicine" in St. Louis (Missouri) berufen. Seine Frau durfte zwölf Jahre lang für ein symbolisches Gehalt in seinem Forschungslabor mitarbeiten. Im Sommer 1936 kam Tom, der einzige Sohn des Ehepaares Cori, zur Welt.

In St. Louis erforschten Carl Ferdinand und Gerty Cori gemeinsam den Kohlehydratstoffwechsel und die Funktion der Enzyme in tierischen Geweben. Speziell interessierten sie sich für das Schicksal des Glukosemoleküls beim Aufbau und Abbau des Glykogens im tierischen Körper. Frau Cori erforschte und beschrieb eine Form der Glykogenspeicherkrankheit (so genannte Cori-Krankheit).

Ab 1943 war Gerti Cori „research associates professor". 16 Jahre später als ihr Gatte erhielt auch sie 1947 eine volle Professur: Sie wurde 1947 zur „Professorin für Biochemie" an der Washington University ernannt. Diese Funktion bekleidete sie ein Jahrzehnt lang bis zu ihrem Ableben.

Im Sommer 1947 fuhr das Ehepaar Cori nach Colorado in die Rocky Mountains zum Bergsteigen. Anders als sonst scheiterte Gerty diesmal am 4.300 Meter hohen Snow Mass: Sie litt unter Atembeschwerden, fühlte sich schwach und schwindelig. Es waren die ersten Anzeichen einer seltenen und unheilbaren Knochenmarkserkrankung namens Myelofibrose.

Das Ehepaar Cori wurde im Dezember 1947 für seine Forschungen über Kohlehydratabbau im Muskel mit dem „Nobelpreis für Medizin" ausgezeichnet. Es teilte sich diese hohe Auszeichnung mit dem argentinischen Physiologen Bernardo Alberto Houssay, der für seine Arbeiten über die Bedeutung des Hypophysenvorderlappens für den Zuckerstoffwechsel ebenfalls den „Nobelpreis für Medizin" erhielt.

Nach der Verleihung des Nobelpreises sagte Carl Cori in seiner Dankesrede: „Unsere Forschungen haben sich größtenteils ergänzt, und einer ohne den anderen wäre nie so weit gekommen, wie wir es nun geschafft haben." Vom Preisgeld in Höhe von 24.460 US-Dollar wünschte sich der elfjährige Sohn Tom eine Dampflok als seinen Anteil.

Ein mit den Coris befreundeter Journalist, schrieb einmal, die geistigen Prozesse der beiden Eheleute griffen ineinander, so dass sie gemeinsam denken und sprechen würden. Ohne seine lebhafte und begeisterungsfähige Frau mochte der eher zurückhaltende Carl Cori nicht arbeiten. Einmal bot ihm eine Universität einen gut dotierten Posten an, wollte aber seine Gattin nicht mitbeschäftigen, daraufhin schlug er das Angebot empört aus.

1950 wählte man Gerty Cori zum Direktor der „National Science Foundation". Ihre folgende Forschungsarbeit führte 1952 zur Aufklärung der Molekularstruktur des Glycogen. Gerty Cori erlag am 26. Oktober 1957 im Alter von 61 Jahren einem Nierenversagen, das die Folge ihrer Knochenmarkserkrankung war, in St. Louis.

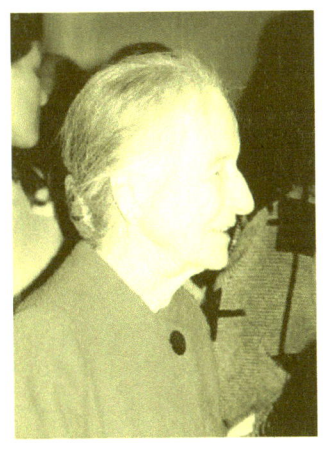

Leila Denmark

Die älteste Ärztin der Welt

Gleich mehrere Rekorde in der Welt der Medizin gehen auf das Konto der amerikanischen Ärztin Leila Denmark (1898–2012), geborene Daughtry. Weltweit war sie die älteste praktizierende Ärztin und Kinderärztin. Sie praktizierte noch im hohen Alter von 103 Jahren und war insgesamt fast 75 Jahre lang als Kinderärztin tätig.

Leila Alice Daughtry kam am 1. Februar 1898 in Portal (Georgia) zur Welt. Sie war das älteste von zwölf Kindern von Ellerbee Daughtry und dessen Ehefrau Alice Cornelia Daughtry, geborene Hendricks. Ihr Vater fungierte als Bürgermeister von Portal in Georgia und besaß eine große Farm, auf der Leila aufwuchs. Ihre Eltern galten als wohlhabend.

1922 machte Leila Daughtry auf dem „Tift College" in Forsyth ihren „Bachelor of Arts". Danach nahm sie ein Lehramt an und gab zwei Jahre lang Unterricht in Acworth. Die Arbeit als Lehrerin stellte sie aber nicht zufrieden.

Seit Kindestagen war der spätere Bankier John Eustace Denmark der Freund von Leila Daughtry. Als John im

Auftrag des US-Außenministeriums nach Java geschickt wurde, schrieb sich auf Leila am „Medical College of Georgia" in Augusta ein. Dort war sie unter 53 Studenten die einzige Frau. 1928 erhielt Leila als einzige Frau ihres Jahrgangs am „Medical College of Georgia" ihren Doktortitel. Zudem war sie die dritte Frau überhaupt, die an diesem College den Doktortitel erworben hatte.

Am 11. Juni 1928 heiratete die 30 Jahre alte Leila Daughtry ihren langjährigen Freund John Eustace Denmark. Das Ehepaar zog nach Atlanta, wo Leila zunächst am „Grady Hospital" arbeitete. Drei Monate später wechselte sie zum neu eröffneten „Egleston Hospital for Children", wo sie die erste Medizinalassistentin war. 1930 brachte Leila ihre Tochter Mary Alice zur Welt, die ihr einziges Kind blieb.

Mit 33 Jahren eröffnete Leila Denmark 1931 im Stadtteil Virginia-Highlands von Atlanta eine eigene Arztpraxis. Nach dem Ausbruch einer Keuchhusten-Epidemie mit 75 Fällen erforschte sie ab 1932 diese gefürchtete Krankheit. Sie injizierte das Blutserum, das sie von einem an Keuchhusten erkrankten Erwachsenen gewonnen hatte, ihrer eigenen Tochter Mary Alice, die der Erreger ebenfalls infiziert hatte, worauf diese gesund wurde.

Leila Denmark sandte ihre wissenschaftlichen Erkenntnisse an „Eli Lilly and Company", die damit einen Impfstoff gegen Keuchhusten entwickeln konnten. 1935 erhielt Leila für ihre Leistungen auf diesem Gebiet dem „Fisher Award". Ihre Forschungsergebnisse wurden unter anderem im „American Journal of Diseases of Children – „Studies in Whooping Cough: Diagnosis and Immunization" (1936) und „Whooping Cough Vaccine" (1942) – sowie zwischen 1932 und 1938 zweimal im „Journal of the American Medical Association" veröffentlicht.

1945 zog Leila Denmark nach Sandy Springs, wo sie vierzig Jahre lang als Kindermedizinerin arbeitete. Anfang der 1970-er Jahre erschien ihr Buch „Every Child Should Have a Chance", das bisher 14 Auflagen erreichte. Im Alter von 87 Jahren zog sie sich 1985 in ein altes Farmhaus in Alpharetta zurück. Unweit ihres Wohnhauses richtete sie eine neue Arztpraxis ein. 1990 starb ihr Ehemann im Alter von 91 Jahren.

Bis 2002 behandelte Leila Denmark täglich etwa 15 bis 25 junge Patienten. Noch mit 103 Jahren war sie als Kinderärztin aktiv. Erst als ihre Sehkraft sehr stark nachließ, schloss sie ihre Praxis. In der Folgezeit beriet sie Hilfe suchende Eltern gelegentlich noch telefonisch. 2006 erklärte sie, wenn sie noch einmal leben könnte, würde sie alles wieder genau so machen und auch denselben Mann wieder heiraten.

Für ihre engagierte und professionelle Arbeit hat Leila Denmark etliche Auszeichnungen erhalten. 1953 ehrte man sie als „Frau des Jahres" in Atlanta. 1998 verlieh man ihr den „Health-Care Heroes Award" und 2000 den Ehrendoktortitel in Naturwissenschaften der „Emory University". Ab den 1930-er Jahren betätigte sie sich 56 Jahre lang ehrenamtlich für eine karitative Kinderklinik der „Presbyterianischen Kirche".

Leila Denmark zählte zu den ersten Fachmedizinern, die Stellung gegen das Rauchen in der Nähe von Kindern bezogen. Außerdem riet sie öffentlich Schwangeren von Alkohol-, Tabak-, Koffein- und Drogenkonsum ab, um das Kind nicht im Mutterleib zu schädigen.

Leila Denmark starb am 1. April 2012 in Athens (Georgia) im hohen Alter von 114 Jahren und 60 Tagen. Laut „Guiness-Buch der Rekorde" war sie weltweit der viertälteste Mensch. Sie soll Lachen und Humor als Schlüssel für ein langes Leben betrachtet haben. Ihr Enkel James Hutchinson erklärte, sie habe ihre medizinische Tätigkeit über alles geliebt.

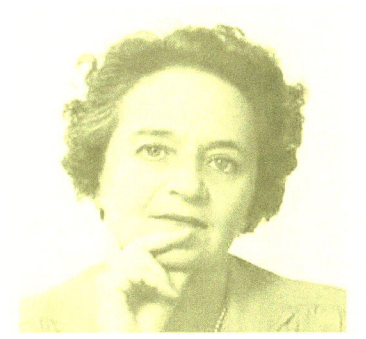

Helene Deutsch

Die Kennerin
der Frauenpsyche

Als Pionierin der Psychoanalyse ging die aus Galizien stammende Helene Deutsch (1884–1982), geborene Rosenbach, in die Annalen der Wissenschaft ein. Ihre Spezialität waren die Psychologie der Frau und die weibliche Sexualität. 1925 veröffentlichte sie das erste psychoanalytische Buch zur weiblichen Sexualität. Die Ausbildung junger Psychoanalyterikerinnen lag ihr sehr am Herzen.

Helene Rosenbach kam am 9. Oktober 1884 als Tochter des jüdischen Rechtsanwalts Wilhelm Rosenbach und seiner Ehefrau Regina Fass-Rosenbach in Przemysl (Galizien) zur Welt. Ihr Geburtsort gehörte damals noch zu Österreich-Ungarn, später jedoch zu Polen. Ihre Mutter redete zu Hause deutsch, dagegen bevorzugten Helene, ihr Bruder und ihre beiden Schwestern die polnische Sprache.

Früh litt Helene unter dem gesellschaftlichen Ehrgeiz und Konformismus ihrer Mutter. Viel besser verstand sie sich mit ihrem Vater, den sie als stärkste Quelle ihrer Fähigkeiten empfand. Im Alter von 14 Jahren verließ Helene die

Privatschule und bereitete sich in Privatstunden auf die Reifeprüfung (Abitur) vor.

Mit 14 wurde Helene Rosenbach die Geliebte des wesentlich älteren und verheirateten polnischen Strafverteidigers und Sozialistenführers Hermann Liebermann (1870–1941), der ihr Interesse für die Politik weckte. Die leidenschaftliche Affäre verzögerte ihr Abitur um fünf Jahre. 1907 bestand Helene die Prüfung für das Abitur, für die sie damals als Frau noch eine Sondergenehmigung benötigte.

Nach dem Abitur studierte Helene Rosenbach ab 1907 an der medizinischen Fakultät der Universität Wien. Im selben Jahr wurde Hermann Liebermann in Wien Abgeordneter. 1910 nahm Helene mit Liebermann am Kongress der „Sozialistischen Internationale" in Stockholm teil. Im selben Jahr ging Helene zum Abschluss ihres Medizinstudiums nach München, wo sie bei dem Psychiater Emil Kraepelin (1865–1926) im Labor für experimentelle Psychologie ihre wissenschaftliche Arbeit begann.

1911 beendete Helene Rosenbach – offenbar nach der Abtreibung eines Kindes von Liebermann – die Liaison mit dem Sozialistenführer, der sich wohl auch aus Rücksicht auf seine Partei nicht scheiden lassen wollte. Während ihres letzten Studienjahres in München lernte Helene den Wiener Internisten Felix Deutsch (1884–1964) kennen und lieben. 1912 heiratete sie ihn und promovierte im selben Jahr zum „Doktor der Medizin".

Von 1912 bis 1918 arbeitete Helene Deutsch als unbezahlte Assistentin an der Klinik für Psychiatrie von Julius Wagner von Jauregg (1857–1940) in Wien, der 1927 den „Nobelpreis für Medizin" erhielt. Zu jener Zeit war die offizielle Daueranstellung einer Frau durch die österreichische Regierung noch nicht möglich. Wahrend des Ersten

Weltkrieges (1914–1918) leitete Helene die psychiatrische Frauenabteilung.

Vorübergehend wirkte Helene Deutsch auch an der Klinik des Psychiaters Emil Kraepelin in München. Im Februar 1914 schrieb sie aus München an ihren Ehemann in Wien, sie habe ihrem Gehirn ein großes Herzopfer gebracht. Er wisse, wie sehr sie nach dem Wissen lechze. Wäre nicht der Geist seines großen Herzens und die grenzenlose Güte seines Verstandes gewesen, wisse sie nicht, ob die große innere Möglichkeit ihres gemeinsamen Glückes nicht durch sie vernichtet wäre.

1917 bekam Helene Deutsch ihr einziges Kind, den Sohn Martin. Es heißt, sie habe nun den häufig auftretenden weiblichen Konflikt zwischen der Mutterschaft und dem Frausein erlebt. Einerseits erschien ihr das Stillen des Säuglings als Gräuel. Andererseits reagierte sie eifersüchtig auf die enge Beziehung des jeweiligen Kindermädchens ihres Sohnes, das sie engagierte, um ihrem Beruf ausüben zu können.

1918 trat Helene Deutsch der „Wiener Psychoanalytischen Vereinigung" als Mitglied bei. Um ihre Probleme zu lösen, begann sie im selben Jahr bei dem Wiener Nervenarzt Sigmund Freud (1856–1939) eine Analyse. Hierfür musste sie ihre Tätigkeit bei Julius Wagner von Jauregg, der Freuds bedeutender Gegenspieler war, aufgeben. Die Analyse endete 1919, weil Freud meinte, Helene sei nicht neurotisch, sondern eine arbeitsfähige Ehefrau und Mutter. In der Literatur liest man aber auch, Freud habe die Stunde von Helene für seinen später berühmten Patienten, den so genannten „Wolfsmann", benötigt. Eine weitere Analyse bei Karl Abraham (1877–1925) wurde ebenfalls abgebrochen.

Sigmund Freud machte Helene Deutsch zu seiner Assistentin. Durch die Zusammenarbeit mit ihm entwickelte sie sich zu einer der bedeutenden Vertreterinnen der psychoanalytischen Schule. 1925 erschien ihr bedeutendes Werk „Zur Psychologie der weiblichen Sexualfunktionen".

Helene Deutsch trug maßgeblich zum Aufbau des 1925 gegründeten „Wiener psychoanalytischen Lehrinstituts" bei, das sie von Beginn an leitete. Als Sekretärin des Lehrinstituts arbeitete Anna Freud (1895–1982), die jüngste Tochter von Sigmund Freud. 1932 übernahm Helene auch die Leitung des behandlungstechnischen Seminars der „Wiener Psychoanalytischen Vereinigung".

Nach einer Vortragsreise in die USA löste sich Helene Deutsch 1934 aus dem Dunstkreis von Sigmund Freud und zog mit ihrer Familie nach Boston (Massachusetts). Dazu entschloss sie sich unter anderem aus Rücksicht auf ihren Sohn Martin, der aktiv an der Widerstandsbewegung gegen das Regime von Engelbert Dollfuß (1892–1934) teilgenommen hatte.

In Amerika wurde Helene Deutsch Mitglied des „Instituts der Bostoner Psychoanalytischen Gesellschaft", in der sie sich vor allem der psychoanalytischen Ausbildung widmete. Außerdem arbeitete sie an der von Dr. Stanley Cobb (1887–1968) geleiteten psychiatrischen Klinik am „Massachusetts General Hospital", an der ihr Mann Felix Deutsch eine psychosomatische Abteilung einrichtete, und wurde Professorin an der Boston University.

Bei ihrer wissenschaftlichen Arbeit war Helene Deutsch immens von der Anerkennung Sigmund Freuds abhängig. Offenbar schrieb sie alles, was sie publizierte, für Freud. Als sie Freud 1936 zum 80. Geburtstag gratulierte, antwortete er Helene mit einer Danksagungskarte für

Glückwünsche und schrieb an den unteren Rand: „In Liebe, doch unversöhnt".

Ende der 1930-er Jahre kauften die Eheleute Deutsch eine Farm, die sie nach einer polnischen Hexe auf den Namen „Babayaga" tauften. 1944/1945 erschienen die zwei Bände von Helene Deutschs Werk „The Psychologie of Women", 1948/1954 folgte die deutsche Übersetzung unter dem Titel „Psychologie der Frau".

Neben ihrer wissenschaftlichen Tätigkeit betätigte sich Helene Deutsch auch als politische Aktivistin und Frauenrechtlerin. In den USA nahm sie in den 1960-er und 1970-er Jahren an Protestmärschen gegen den Vietnam-krieg teil. Sie galt als kämpferische Frau, war aber in ihren Ansichten über die Psychoanalyse oder den Feminismus nie dogmatisch, was ihr trotzdem zahlreiche Anfeindungen ein-trug.

Ab ihrem siebzigsten Lebensjahr schränkte Helene Deutsch ihre aktive Tätigkeit weitgehend ein, nahm aber noch Anteil an der Arbeit der psychoanalytischen Gesellschaft. Ihre Autobiografie ist zunächst unter dem englischen Titel „Confrontation with Myself" (1973) und später in deutscher Sprache mit dem Titel „Selbstkonfrontation" (1975) erschienen. Darin schrieb sie Intuition und Einfühlungsver-mögen als besonders weibliche Eigenschaften den Frauen zu. Außerdem bedauerte sie, dass so wenig Frauen eine psychoanalytische Ausbildung anstrebten, denn sie halte die Psychoanalyse für einen Beruf, der Frauen hervoragend liege.

Helene Deutsch starb am 29. April 1982 im Alter von 97 Jahren in Cambridge (Massachusetts). Im gleichen Jahr erschien die Biographie „Freuds Liebling Helene Deutsch. Das Leben einer Psychoanalytikerin".

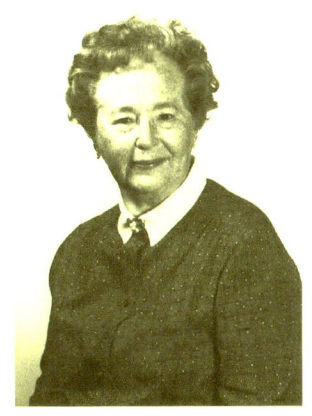

Gertrude Belle Elion

Die Entwicklerin
pharmakologischer
Klassiker

Amerikas bedeutendste Pharmakologin und Biochemikerin war Gertrude Belle Elion (1918–1999). Für ihre Verdienste bei der Entwicklung von pharmakologischen Klassikern und für ihre langjährige Kreativität in der Arzneimittelforschung wurde ihr den „Nobelpreis für Medizin" verliehen.

Gertrude Belle Elion kam am 23. Januar 1918 in New York City zur Welt. Sie besuchte das „Hunter College" und erwarb dort 1937 den akademischen Grad „Bachelor of Arts". Danach studierte sie an der „New York University", die sie 1941 mit dem Grad „Master of Science" verließ.

Erste Berufserfahrungen sammelte Gertrude Belle Elion als Laborassistentin an einer New Yorker Schwesternschule und 1938/1939 als Forschungsassistentin bei der „Denver Chem. Manufactoring Co." in New York City. Anschließend arbeitete sie bis 1942 als Lehrerin für Physik und Chemie an einer High School. 1942/1943 verdiente sie als Lebensmittelchemikerin bei der „Quaker Maid Co." in Brooklyn ihren Lebensunterhalt. Danach betätigte sie sich eine Zeitlang als Forschungsassistentin bei einem Unternehmen in New Jersey.

Erst 1944 erhielt Gertrude Belle Elion den bereits lange ersehnten biochemischen Forschungsplatz. Damals wurde sie von „Burroughs Wellcome" (heute „Glaxo Wellcome") in Tuckahoe (New York), einem britischen Pharmaunternehmen in den USA, angestellt und war Mitarbeiterin des Arzneimittelforschers George Hitchings (1906–1998). Von 1966 bis zu ihrer Emeritierung 1983 leitete sie dort die Abteilung für experimentelle Therapie.

1970 wurde Gertrude Belle Elion „Professorin für Pharmakologie und experimentelle Medizin" an der „Duke University". Ab 1973 wirkte sie zudem als Professorin in Chapel Hill (North Carolina). 1983 erhielt sie an der „Duke University" eine Forschungsprofessur für Pharmakologie.

Frau Elion und Hitchings entdeckten bei ihren Forschungsarbeiten mit Thioguanin und Mercaptopurin zwei Substanzen, die das überschießende Wachstum weißer Blutkörperchen bei Blutkrebs hemmen konnten. Außerdem entwickelten beide Medikamente gegen Malaria, Gicht, Bildung der Harnsäure und Viruserkrankungen. Das Grundprinzip ihrer Arzneimittel ist stets die Hemmung der Nucleinsäurebildung. Dieses Prinzip führte auch zur Entwicklung von „AZT", die das Virus der erstmals 1981 beschriebenen Immunschwächekrankheit „acquired immune deficiency syndrome" („AIDS") angreift. Daran waren Frau Elion und Hitchings allerdings nicht mehr beteiligt.

Laut Online-Lexikon „Wikipedia" haben George H. Hitchings und Gertrude Belle Elion folgende neue pharmakologische Wirkstoffe entwickelt:

1948: Diaminopurin, ein Zytostatikum

1950: Tioguanin, ein Zytostatikum

1951: Mercaptopurin, ein Zytostatikum zur Behandlung der Leukämie

1957: Azathioprin, das erste Immunsuppressivum für Organ-Transplantationen

1963: Allopurinol zur Behandlung der Gicht

1950: Pyrimethamin, ein Diaminopyrimidin zur Behandlung der Malaria

1956: Trimethoprim, ein Diaminopyrimidin zur Behandlung von bakteriellen Infektionen

1977: Aciclovir zur Behandlung von Herpes simplex

1985: Zidovudin zur Behandlung von AIDS

Für ihre segensreiche Arbeit erhielt Gertrude Belle Elion mehrere Auszeichnungen. 1983/1984 fungierte sie als Präsidentin der „American Association for Cancer Research". 1988 wurden ihr und George Hitchings sowie Sir James W. Black aus Großbritannien der „Nobelpreis für Medizin" verliehen.

George Hitchings, ein Pionier der biochemischen Pharmaforschung, war sich seines Wertes als Wissenschaftler bewusst. Nach der Entgegennahme des Nobelpreises schätzte er, seine Firma habe in ihn „500 Millionen Dollar investiert und zehn Milliarden netto herausbekommen". Kollegen meinten, er habe mehr als einer Million Menschen das Leben gerettet.

Der damalige amerikanische Präsident George Bush zeichnete 1991 Gertrude Belle Elion mit der „Nationalen Wissenschaftsmedaille" aus. Er würdigte sie mit den Worten, ihre Arbeit habe die Welt verändert.

In dem von Charlotte Kerner herausgegebenen Buch „Madame Curie und ihre Schwestern – Frauen, die den Nobelpreis bekamen" (1997) wird auch Gertrude Belle Elion gewürdigt. Die Kurzbiografie aus der Feder von

Birgit Sickenberger trägt die Überschrift „Die wahre Belohnung ist die Heilung von Patienten".

Am 27. Februar 1998 starb der an der Alzheimer-Krankheit leidende George Hitchings in Chapel Hill. Knapp ein Jahr später – am 21. Februar 1999 – ist Gertrude Belle Elion im Alter von 81 Jahren in Chapel Hill gestorben.

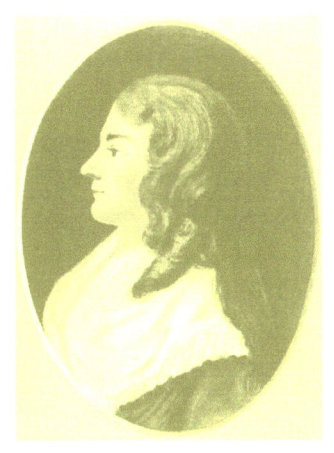

Dorothea Erxleben

Die erste Deutsche,
die Ärztin wurde

Die Ehre, Deutschlands erste und für anderthalb Jahrzehnte auch die einzige Ärztin gewesen zu sein, gebührt Dorothea Erxleben (1715–1762), geborene Leporin. Sie erwarb als erste deutsche Frau an einer deutschen Universität den medizinischen Doktorgrad: Die Mutter von vier Kindern legte 1754 im Alter von 38 Jahren erfolgreich ihre schriftliche und mündliche Prüfung in Halle (Saale) ab.

Dorothea Christiane Leporin kam am 13. November 1715 als zweites von vier Kindern des Arztes Christian Polycarp Leporin (1689–1747) und dessen Ehefrau Anna Sophia Leporin (1680–1757), geborene Meinecke, in Quedlinburg (Sachsen-Anhalt) zur Welt. Über ihren Vater heißt es, er sei ein streitbarer Wissenschaftler gewesen, der bei Auseinandersetzungen mit seinen zahlreichen Gegnern härtere Töne angeschlagen habe und deswegen allerlei Beschimpfungen zu ertragen hatte. Die Mutter war die jüngste Tochter des Konsistorialrats Albert Meinecke. Dorotheas ältere Schwester trug die Vornamen Maria Elisabeth (1712–1797), ihre beiden jüngeren Brüder hießen Christian Polycarp (1717–1791) und Johann Christian Justus (1720–1794). Die Familie Leporin hatte früher den Familiennamen Hase getragen. Diesen Familiennamen änderte Justus Hase, der Sohn eines Schlachters, der Theologe wurde, latinisiert zu Leporinus bzw. Leporin, ab.

Vom Kindesalter an war Dorothea zart und kränklich, weshalb sie keine schwere Hausarbeit verrichten musste. Ihrem Vater fiel auf, dass sie von ihren gesundheitlichen Beschwerden abgelenkt wurde, wenn sie beim Unterricht ihres Bruders Christian Polycarp zuhören durfte. Deshalb ließ er sie oft dabeisitzen. Manchmal beantwortete Dorothea schneller als ihr Bruder eine Frage. Dies bewog den Vater, sie am systematischen Unterricht teilnehmen zu lassen, durch den Christian Polycarp auf den Besuch der Lateinschule vorbereitet wurde.

Doktor Leporin schlug 1724 in einer Abhandlung vor, in jeder Stadt sollten eine Akademie eingerichtet und Schüler, die den Unterricht nicht selbst bezahlen könnten, kostenlos unterrichtet werden. Die Kosten hierfür sollten in einem Ausgleichsverfahren zwischen vermögenderen und ärmeren Studenten aufgebracht werden. Zu diesen Bildungseinrichtungen sollten nicht nur Männer, sondern auch Frauen einen Zugang erhalten. Der Doktor regte zudem die Einrichtung öffentlicher unentgeltlicher Bibliotheken an.

Dorothea lernte Religion, Gelehrsamkeit, nützliche Wissenschaften, Deutsch, Latein und Französisch. Ihre ältere und gesündere Schwester Maria Elisabeth dagegen musste ihrer Mutter im Haushalt zur Hand gehen. Zwischen den beiden Schwestern kam es wegen der Bevorzugung von Dorothea oft zum Streit, obwohl Maria Elisabeth den Unterricht wohl eher langweilig gefunden hätte. Der Vater nahm Christian

60

Polycarp und Dorothea zu Hausbesuchen bei Patienten mit, wobei sie medizinisches Grundwissen erwarben.

Christian Polycarp durfte später die Lateinschule besuchen, Dorothea wie andere Mädchen ihrer Zeit dagegen nicht. Aber sie erhielt weiterhin daheim Unterricht von ihrem Vater und zusätzlich von ihrem Bruder, der seine Lektionen mit nach Hause nahm und sie mit Dorothea durchging. Eines Tages zeigte Christian Polycarp die Arbeiten von Dorothea dem Rektor und Lateinlehrer Tobias Eckhard (1662–1737), der 1732 die 15-Jährige in einem Brief an sie in den höchsten Tönen lobte. Mit Hinweis auf Laura Bassi (1711–1778), die 1732 in Italien mit 20 Jahren den Doktor- und Professorentitel erworben hatte, äußerte Eckhard den Wunsch, Dorothea möge ebenfalls in der Wissenschaft zu solchen Ehren gelangen. Bald darauf erhielt Dorothea vom Rektor externen Unterricht. Auch ihr Vater bildete sie weiterhin aus.

1736 zog man den Bruder Christian Polycarp zum „Marwitzschen Regiment" in Quedlinburg ein, als er gerade mit dem Studium beginnen wollte. Auch in der Folgezeit brachte der Vater seiner Tochter Dorothea weitere medizinische Kenntnisse bei. Wenn er erkrankte und das Bett hüten musste, kümmerte sich Dorothea mitunter allein um eine seiner Patientinnen.

Im April 1740 wurde Christian Polycarp Leporin beurlaubt, um sein Medizinstudium an der Universität Halle (Saale) beginnen zu können. Die dortige Friedrich-Universität besaß ein königliches Privileg, welches den Studenten die Fortsetzung ihres Studiums zusagte und sie in dieser Zeit von Zwangsrekrutierung und Soldatenwerbung befreite.

Bei der Erbhuldigung des preußischen Königs Friedrich II. der Große (1712–1786) am 24. November 1740 in

Quedlinburg nutzte die 25-jährige Dorothea Erxleben die Gelegenheit, um auf ihren Wunsch, selbst zu studieren, aufmerksam zu machen. Sie übergab dem Regierungspräsidenten von Halberstadt, der den König bei diesem Festakt vertrat, neben französischen Versen zum Regierungsantritt des Herrschers ein Gesuch. Einerseits bat sie darum, ihren Bruder weiter studieren zu lassen, weil sie offenbar befürchtete, dessen Beurlaubung vom Militärdienst würde widerrufen, wenn der Preußenkönig das seit 20. Oktober 1740 von Maria Theresia (1717–1780) regierte Habsburger Reich angreife. Andererseits erklärte sie, sie wolle sich ihrem Bruder anschließen und an der „Medizinischen Fakultät" der Universität Halle eine Abschlussprüfung ablegen.

Weil der Vater von Dorothea mit seiner Arztpraxis wenig verdiente, wandte er sich mit der Bitte um eine fi0nanzielle Unterstützung an den Stiftshauptmann Georg Otto Edler von Plotho (1707–1788). Dieser schrieb am 20. Dezember 1740 deswegen an König Friedrich II., der vier Tage zuvor nach Schlesien einmarschiert war, um Maria Theresia diese reiche Provinz zu entreissen. Der Stiftshauptmann wies eindringlich auf die Notlage von Doktor Leporin hin, doch dieser erhielt nicht die erhoffte finanzielle Hilfe.

Als das „Marwitzsche Regiment" in Quedlinburg den jungen Christian Polycarp Leporin wegen des „Ersten Schlesischen Krieges" (1740–1742) wieder zum Dienst zurückholen wollte, stellte sich der akademische Senat der Universität Halle vor ihn und andere Studenten. Der Senat verwies auf ein königliches Dokument vom 1. Dezember 1740, wonach alle an der Universität Halle befindlichen „Studiosi" nicht als Soldaten eingezogen werden und ungehindert weiterstudieren könnten.

Ende Januar 1741 forderte das „Marwitzsche Regiment" von Doktor Leporin die Herbeischaffung seines älteren Sohnes Christian Polycarp, der mittlerweile als Deserteur gesucht wurde, oder Ersatz durch den jüngeren, sehr schwächlichen Sohn Johann Christian Justus. Christian Polycarp war in das Kurfürstentum Sachsen geflohen. Damit entging er dem barbarischen Spießrutenlaufen, bei dem ein Deserteur wiederholt durch ein Spalier von 300 Soldaten laufen musste, die mit Haselnussruten auf seinen nackten Rücken droschen, bis die Haut in Fetzen hing. Auch Johann Christian Justus entzog sich den militärischen Anforderungen sofort durch die Flucht aus Preußen. Da nun auch dem Vater die Verhaftung drohte, versteckte er sich zehn Wochen lang außerhalb von Quedlinburg und ließ die weiblichen Mitglieder der Familie in wirtschaftlich ziemlich ungesicherter Lage.

Nachdem das „Marwitzsche Regiment" die Quedlinburger Garnison verlassen hatte, kehrte Doktor Leporin aus seinem zehnwöchigem Exil nach Quedlinburg zurück. Er versuchte nun, durch eine Bittschrift an den preußischen König Friedrich II., die Situation für seine Familie zu verbessern. Im Begleitschreiben des Stiftshauptmanns Georg Otto Edler von Plotho, womit die Bittschrift von Doktor Leporin an den König weitergeleitet wurde, stand, dass sich Dorothea nicht allein an die Universität Halle traue.

Doch der junge Christian Polycarp Leporin, mit dem Dorothea an der Universität Halle gemeinsam die medizinischen Examen ablegen wollte, ließ sich bereits im März 1741 an der „Georg-August-Universität" Göttingen einschreiben und kehrte nicht mehr nach Preußen zurück. Im April 1741 erhielt der Stiftshauptmann Georg Otto Edler von Plotho vom „Departement der Geistlichen Affairen" eine erfreuliche Antwort auf die Eingabe von Dorothea. „Mit dem allergrößten Vergnügen" wolle man dazu beitragen, dass Christian Polycarp Leporin sein Studium fortsetzen und seine Schwester einen akademischen Grad erwerben könne. Wenn die Beiden dazu bereit seien und sich wieder meldeten, werde man der Unversität Halle eine entsprechende Empfehlung übermitteln.

Am 2. Mai 1741 wurde Doktor Leporin vom Stiftshauptmann hierüber informiert. Für Christian Polycarp erfolgte diese Antwort zu spät, da er – wie erwähnt – bereits seit März in Göttingen studierte. Aber Dorothea bot sich nun die Chance, als erste Frau in Deutschland den Doktortitel zu erwerben. Die Freude von Dorothea wurde jedoch durch einen Wermutstropfen getrübt. Weil ihr Bruder in Göttingen studierte, hätte sie ohne männliche Begleitung mit der Postkutsche nach Halle fahren müssen, was damals als unschicklich galt. Außerdem war dies angeblich nicht ungefährlich, weil sich ein Mitreisender wie von einer Dirne animiert hätte fühlen können, hieß es.

Ungeachtet des königlichen Privilegs konnte sich Dorothea Leporin aber auch aus einem anderen Grund nicht sofort für ein medizinisches Studium an der Universität Halle einschreiben. Denn am 21. September 1741 starb ihre Cousine Sophie und machte ihren Ehemann, den Diakon Johann Christian Erxleben (1697–1759), zum Witwer und alleinerziehenden Vater mit fünf Kindern. Dorothea betreute fortan die Halbwaisen. Kurz vor dem Ablauf des Trauerjahrs heiratete die 26-jährige Dorothea am 14. August 1742 den 18 Jahre älteren Witwer. Nach der Hochzeit zog Dorothea in das Pfarrhaus der St. Nicolai-Gemeinde in Quedlinburg ein. Der Geistliche war für Dorothea finanziell keine gute Partie. Aber er billigte und unterstützte die wissenschaftlichen Interessen und Pläne seiner Ehefrau, was vermutlich nicht bei jedem Ehemann der Fall gewesen wäre.

Aus der Ehe zwischen Dorothea und Johann Christian Erxleben gingen vier Kinder hervor: der spätere Naturwissenschaftler Johann Christian Polycarp (1744–1777), Christian Albert Christoph (1746–1755), der im Alter von neun Jahren starb, Anna Dorothea Christiana (1750–1805) und der spätere Rechtswissenschaftler Johann Heinrich Christian (1753–1811). Obwohl der Pfarrhaushalt und zahlreiche Kinder zu versorgen waren, kümmerte sich Dorothea weiter um Kranke und Mittellose in Quedlinburg.

Im Februar 1742 erschien eine von Dorothea Erxleben verfasste Jugendschrift über das Für und Wider der Frauenbildung. Dorothea hatte bereits 1740 mit der Niederschrift dieser Abhandlung begonnen, die ursprünglich gar nicht zur Veröffentlichung vorgesehen war. Doch ihr Vater ließ zwei Jahre später diese Arbeit bei einem Verleger in Berlin drucken und steuerte dazu ein Vorwort bei. Jene Publikation trägt den Titel „Gründliche Untersuchung der Ursachen, die das Weibliche Geschlecht vom Studiren abhalten, Darin deren Unerheblichkeit gezeiget, und wie möglich, nöthig und nützlich es sey, Dass dieses Geschlecht der Gelahrtheit sich befleisse, umständlich dargeleget wird". Darin heißt es: „Die Verachtung der Gelehrsamkeit zeigt sich besonders darin, dass das weibliche Geschlecht vom Studieren abgehalten wird. Wenn etwas dem größten Teil der Menschheit vorenthalten wird, weil es nicht allen Menschen nötig und nützlich ist, sondern vielen zum Nachteil gereichen könnte, verdient es keine Wertschätzung, da es nicht von allgemeinem Nutzen sein kann. So führt der Ausschluss vieler von der Gelehrsamkeit zu ihrer

Verachtung. Dieses Unrecht ist ebenso groß wie dasjenige, das den Frauen widerfährt, die dieses herrlichen und kostbaren Gegenstandes beraubt werden."

Am 30. November 1747 starb Doktor Leporin im Alter von 58 Jahren. Er war sein Leben lang ein guter Arzt, aber kein cleverer Geschäftsmann gewesen, und hinterließ seiner Familie einen Schuldenberg. Nach dem Tod ihres Vaters übernahm Dorothea Erxleben dessen Praxis in Quedlinburg und behandelte weiterhin Kranke, ohne einen offiziellen Doktortitel zu besitzen. Damit erregte sie bald den Unwillen studierter Ärzte in Quedlinburg, die um ihre Einnahmen bangten.

Als eine an Fleckfieber erkrankte und von Dorothea Erxleben behandelte ältere Patientin starb, zeigten andere Ärzte sie wegen „medicinischer Pfuscherey" an. Diese Beschwerde wurde von Johann Tobias Herweg, Henricus Wilhelmus Graßhoff und Andreas Zeitz am 5. Februar 1753 beim Stiftsthauptmann Paul Andreas Baron von Schellersheim (1711–1781) eingereicht, der inzwischen den bereits erwähnten Stiftshauptmann von Ploto abgelöst hatte. Die drei Ärzte verlangten, den Bürgern von Quedlinburg solle bei Strafe verboten werden, sich von Dorothea behandeln zu lassen. Das Kurieren von „inneren Krankheiten" war nach der preußischen Medizinalordnung von 1725 nicht akademisch gebildeten oder durch ordentliche Promotion ausgewiesenen Ärzten verboten.

Am 17. Februar 1753 gab der Stiftshauptmann Paul Andreas Baron von Schellersheim der Beschwerde der drei Quedlinburger Ärzte statt. Er forderte Dorothea Erxleben auf, innerhalb von acht Tagen dazu eine Stellungnahme abzugeben und unterdessen das innerliche Kurieren zu unterlassen. Bereits am 21. Februar 1753 ging beim

Stiftshauptmann eine fünf Seiten umfassende Antwort ein. In ihrer Stellungnahme bestritt die 37-jährige Dorothea den Vorwurf der Pfuscherei, denn sie habe bei ihrem Vater eine ausreichende Ausbildung genossen. Sie verwies auf die königliche Studienerlaubnis und erklärte, ihre Promotion habe sie nur aufgeschoben, weil sie sich um die Kinder und um ihren kranken Ehemann kümmern habe müssen. Derzeit sei sie wieder schwanger und könne die Promotion jetzt nicht nachholen. Nach ihrer Niederkunft wolle sie sich gern mit den drei Klagestellern einer gegenseitigen Prüfung stellen. Zudem verwies sie darauf, sie behandle vor allem Arme, die dafür nichts zahlen müssten, und bat darum, das Verbot ihrer ärztlichen Tätigkeit aufzuheben, damit sie weiterhin Bedürftigen helfen könne.

Die drei beschwerdeführenden Quedlinburger Ärzte lehnten Anfang März 1753 die von Dorothea Erxleben vorgeschlagene gemeinsame Prüfung ab. Sie argumentierten, dabei käme „gewiss ein leeres Gezänk und Gewäsch" heraus. Die „liebe Frau" könne mit „geborgtem Latein und Französisch" um sich werfen, als ob sie schon „doktormäßig" wäre. Ihre Rolle als Ehefrau und Mutter sei unvereinbar mit der Erlangung der Doktorwürde. „Denn aus dem Wochenbette unter den Doctorhut zu kriechen, ist ja wohl ein Pardoxon".

Danach verfügte der Stiftshauptmann Paul Andreas von Schellersheim, falls Dorothea Erxleben weiterhin praktizieren wolle, solle sie innerhalb von drei Monaten an der Universität Halle die Doktorprüfung absolvieren. Da sie gerade ihr viertes Kind erwartete, bat Dorothea um Aufschub und dieser wurde ihr gewährt. Am 14. April 1753 brachte sie ihren jüngsten Sohn Johann Heinrich Christian zur Welt.

Am 6. Januar 1754 reichte Dorothea Erxleben beim Stiftshauptmann Paul Andreas von Schellersheim in Quedlinburg ihre in lateinischer Sprache verfasste Doktorarbeit ein, in der sie verschiedene Therapien beschrieb. Die Doktorarbeit trug den langen Titel „Quod nimis cita ac quounde curare saepius fiat causa mimus tutae curationis" („Academische Abhandlung von der gar zu geschwinden und angenehmen, aber deswegen öfters unsicheren Heilung der Krankheiten"). Verbunden damit war ein erneutes Gesuch an den preußischen König Friedrich II. um Zulassung zur Promotion. Im Begleitbrief bat Dorothea darum, man solle ihr die üblichen Promotionskosten und die öffentliche Disputation erlassen, um die erforderlichen Reisen nach Halle auf ein Minimum zu beschränken. Der Stiftshauptmann leitete die Unterlagen an den preußischen König Friedrich II. weiter.

Der preußische Chef des „Departements der Geistlichen Affairen" ordnete am 18. Februar 1754 an, dem Gesuch von Dorothea Erxleben stattzugeben. Zudem verfügte er, die Bittstellerin sei anzuweisen, sich wegen der Einzelheiten selbst mit der Universität in Verbindung zu setzen. Am 27. März 1754 erhielt der Stiftshauptmann von Schellersheim eine Kopie der „auf seiner Majestät allergnädigsten Spezialbefehl" von vier Herren unterschriebenen Empfehlung an die „Medizinische Fakultät" in Halle, Dorothea Erxleben zur Promotion zuzulassen. Drei Tage später informierte er Dorothea hierüber.

Aufgeregt reiste Dorothea Erxleben ohne ihren Ehemann allein zur mündlichen Prüfung vor den Professoren der Medizinischen Fakultät der Universität Halle, die für den 6. Mai 1754 anberaumt war. Sie übernachtete in der Kammer ihres Stiefsohnes Friedrich Georg Christian Erxleben, der mit einem Stipendium des Quedlinburger Damenstifts Theologie studierte. Bei der Prüfung befragte man Dorothea zwei Stunden lang in lateinischer Sprache in den Fächern Physiologie, Pathologie und Pharmakologie. Beredt sprach sie über die Ursachen von Krankheiten und deren Heilung.

Das Examen von Dorothea Erxleben wurde durch den aus einfachen Verhältnissen stammenden Professor Johann Junker (1679–1759), dem Dekan der „Medizinischen Fakultät" der Universität Halle, geleitet. Er war voll des Lobes über sie: „... und hat die Frau Candidatin in einem zweistündigen Examine alle quaestiones theoreticas und practicas in lateinischer Sprache, mit einer solchen gründlichen Accuratesse und Beredsamkeit beantwortet, dass alle Anwesenden damit vollkommen vergnügt waren."

Fünf Tage nach der Doktorprüfung informierte die „Medizinische Fakultät" der Universität Halle den König über das Resultat und vertrat die Auffassung, die Kandidatin hätte den Doktortitel verdient. Ungeachtet des erfreulichen Prüfungsergebnisses baten Dekan Junker und seine Kollegen den König um Erlaubnis für den eigentlichen Akt der Promotion und die Überreichung des Doktordiploms an Dorothea Erxleben.

Die Erlaubnis des Königs kam am 18. Mai 1754. Sie besagte, die Universität Halle solle Dorothea Erxleben unter der Auflage, sie müsse als praktizierende Ärztin die betreffenden preußischen Reglements beachten, den Doktortitel verleihen. Überglücklich fuhr die 38-Jährige mit der Postkutsche nach Halle, wo am 12. Juni 1754 die Promotionsfeier stattfand. Diese Feier erfolgte nicht – wie sonst üblich – in einem öffentlichen Hörsaal, sondern in der Wohnung des Dekans der „Medizinischen Fakultät".

Dorothea war jetzt Deutschlands erste Frau mit dem medizinischen Doktortitel. Mit ihrem eigenen Beispiel hatte sie bewiesen, dass die Argumente ihrer Zeit, die Frauen generell die Eignung zum Studieren absprachen, absurd waren. Die frischgebackene Ärztin bedankte sich in ihrer lateinischen Promotionsrede bei Gott, dem preußischen König, dem Dekan und der gesamten „Medizinischen Fakultät" für die ihre erwiesene Gunst. Die lateinische Fassung ihrer Doktorarbeit erschien noch 1754 gedruckt.

Nach ihrer erfolgreichen Promotion führte Dorothea Erxleben ihr Leben weiter wie bisher. Bei ihrer Arbeit als Ärztin änderte sich kaum etwas, außer dass ihr nun missgünstige Konkurrenten nicht mehr die medizinische Praxis verbieten lassen konnten. Dorothea kümmerte sich weiterhin um ihre Kinder, führte den großen Haushalt und behandelte ihre Patienten. Auch in höheren Gesellschaftskreisen wurden ihre Dienste geschätzt.1755 ließ sie die von ihr übersetzte und etwas erweiterte deutsche Fassung ihrer Doktorarbeit drucken.

„Bedauerlicherweise ist so gut wie nichts über Dorothea Erxlebens weiteres Wirken als Ärztin bekannt", schrieb der Autor Dieter Wunderlich in seinem Buch „WageMutige Frauen. 16 Porträts aus drei Jahrhunderten" (2004). In einer alten Familienchronik heißt es über Dorothea, sie habe nach der Promotion in Quedlinburg mit Anerkennung die Heilkunst vor allem bei Frauen und Kindern erfolgreich ausgeübt, und sei die Leibärztin der Äbtissin des Quedlinburger Damenstifts gewesen. Sie habe fleißig studiert und ihrem später berühmt gewordenen älteren Sohn Johann Christian Polycarp Erxleben, dem nachmaligen Professor in Göttingen, Unterricht in Physik und Naturgeschichte erteilt.

Auch der jüngere Sohn Johann Heinrich Christian Erxleben machte eine akademische Karriere und wurde Professor der Rechte sowie Kanzler der Universität Marburg. Die leibliche Tochter Anna Dorothea Christiana hatte offenbar keine Ambitionen, die denen ihrer Mutter glichen.

Dorotheas Ehemann Johann Christian Erxleben starb am 26. März 1759. Seine Gattin erlag drei Jahre später am 13. Juni 1762 im Alter von nur 46 Jahren an Brustkrebs oder einem Blutsturz infolge einer Lungentuberkulose. Einen Tag später beerdigte man sie neben ihren Eltern, ihrem Gatten und dessen erster Ehefrau auf der rechten Seite des Quedlinburger Nikolai-Friedhofs. Man weiß heute nicht mehr genau, wo ihr Grab lag. Nicht nur die „Berlinische private Zeitung" widmete Dorothea Erxleben einen Nachruf, in dem man ihr Leben und Werk rühmte.

Erst am 20. April 1899 wurden Frauen im Deutschen Reich erstmals zu den Staatsprüfungen der Medizin, Zahnmedizin und Pharmazie zugelassen. An den Universitäten in Preußen ließ man Medizinstudentinnen erstmals im Wintersemester 1908/1909 zu.

Von 1960 bis zu ihrer Schließung im Jahre 1991 hieß die Medizinische Schule bzw. Medizinische Fachschule Quedlinburg „Dorothea Christiana Erxleben". Dort wurde medizinisches Personal aus 60 Ländern in Asien, Afrika und Lateinamerika ausgebildet bzw. qualifiziert. Eine Kaserne im Norden von Halle/Saale, in der nach 1990 das Sanitätsregiment 13 stationiert war, besaß bis zur Ausflösung der Garnison Halle im Sommer 207 den Namen „Dr.-Dorothea-Erxleben-Kaserne".

Auch etliche Schulen wurden nach der ersten deutschen Ärztin bezeichnet. An Dorothea Erxleben erinnern zudem zahlreiche Straßennamen, beispielsweise in Braunschweig,

Dresden, Elmshorn, Halle/Saale, Hettstedt, Hilden, Kiel, Lübeck und in ihrem Geburtsort Quedlinburg.
Mit Dorothea Erxleben befassen sich Biografien, Romane und Dissertationen. Ihr Leben wird in dem Musiktheaterstück „Kein Ort. Erxleben" von Katrin Schinköth-Haase" künstlerisch gewürdigt. Nach ihr hat man auch das „Dorothea-Erxleben-Programm" des Landes Niedersachsen zur Qulifizierung für eine Professur an Universitäten und Fachhochschulen sowie das Klinikum Quedlinburg benannt. Am 10. November 1988 ehrte man sie in der Serie „Frauen der deutschen Geschichte" mit einer Briefmarke im Nennwert von 60 Pfennig. Die Künstlerin Marianne Traub hat 1994 eine Porträtbüste von ihr geschaffen.

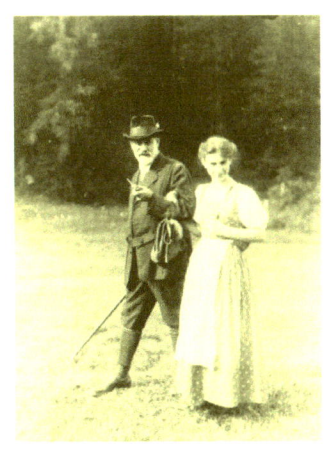

Anna Freud

Die Begründerin
der Kinderpsychoanalyse

Als führende Psychoanalytikerin des 20. Jahrhunderts und als Begründerin der Kinderpsychoanalyse gilt die britische Wissenschaftlerin österreichischer Herkunft Anna Freud (1895–1982). In Großbritannien hob sie ein kinderanalytisches Ausbildungszentrum und Behandlungszentrum aus der Taufe. Ihr besonderes Interesse galt den Problemen der Ich-Psychologie, der Pubertätsentwicklung und der Therapie kindlicher Neurosen.

Anna Freud kam am 3. Dezember 1895 als jüngste Tochter des jüdischen Nervenarztes Sigmund Freud (1856–1939) und seiner Ehefrau Martha, geborene Bernays, in Wien zur Welt. Sie war das sechste und letzte Kind des Ehepaares. Da ihr Vater nach drei Söhnen und drei Töchtern keine weiteren Kinder wollte, schlief er nicht mehr mit seiner Frau.

Sigmund Freud gilt als Begründer der Psychoanalyse. Seine analytische Methode der Seelenheilkunde, die unbewusste seelische Krankheitsherde aufdeckte, basiert auf einer umfassenden Theorie des menschlichen Trieblebens, in deren Mittelpunkt der Geschlechtstrieb (Libido) steht.

73

Freuds Frau Martha stammte aus der angesehenen Familie Bernays in Wandsbek. Freud hatte sie 1886 nach 1.500 Liebesbriefen geheiratet.

Etwas mehr als anderthalb Jahre nach ihrer Geburt diente Anna Freud bereits als „Objekt" der „Traumdeutungen" (1900) ihres Vaters. Er zitierte im Kapitel dieses Werkes über den „Wunscherfüllungscharakter des Traums" als Beispiel die Schlafphantasien seiner Tochter. Das Mädchen wuchs in der Bergstraße 19 der österreichischen Hauptstadt auf und besuchte dort das „Cottage Lyceum".

Anna arbeitete in Wien zunächst als Lehrerin, absolvierte jedoch bei ihrem Vater eine dreijährige Lehranalyse. Im November 1918 nahm sie an der Versammlung der „Wiener Psychoanalytischen Gesellschaft" teil. Mit ihrem ersten Aufsatz „Beating Phantasies and Day Dreams" (1922) wurde sie in Wissenschaftlerkreisen gesellschaftsfähig.

Als ihr Vater 1923 an Kieferkrebs erkrankte, blieb Anna Freud bei ihm als Krankenschwester, Gesprächspartnerin und Mitarbeiterin. Fortan vertrat sie ihn häufig bei Vorträgen und Psychoanalytischen Kongressen. Im Alter von 30 Jahren interessierte sie sich zunehmend für die Aktivitäten der „Wiener Psychoanalytischen Gesellschaft", für die sie bald tätig wurde.

Ab 1925 wohnte Anna Freud mit ihrer Lebensgefährtin, der amerikanischen Kinderpsychologin Dorothy Burlingham (1891–1979), und deren vier Kindern zusammen. 1925 wurde sie Sekretärin der neugegründeten „Internationalen Vereinigung für Psychoanalyse" unter Leitung der aus Galizien stammenden Psychoanalytikerin Helene Deutsch (1884–1982). Im Jahr darauf war sie maßgeblich an der Herausgabe der „Zeitschrift für psychoanalytische Pädagogik" beteiligt.

Von 1926 bis 1927 gab Anna Freud Unterricht zur Behandlung von neurotischen Kindern, was zur Errichtung eines Kinderseminars führte. Als ihre frühen Hauptwerke gelten „Einführung in die Technik der Kinderanalyse" (1927) und „Das Ich und die Abwehrmechanismen" (1936). Nach der Emigration von Helene Deutsch übernahm Anna Freud 1935 die Leitung des Wiener Lehrinstitutes. Im Sommer 1937 eröffneten sie und Dorothy Burlingham die „Jackson Nurserey", einen Kindergarten für Kleinkinder, in dem Anna ihre Studien über Aspekte kindlichen Essverhaltens begann.

1938 wurde Österreich nach einer Volksabstimmung an das „Deutsche Reich" angeschlossen und begann eine Welle von politischen Verhaftungen und antisemitischen Verfolgungsaktionen. Auch Sigmund Freuds Wohnung und die „Wiener Psychoanalytische Vereinigung" wurden durchsucht. Anna Freud wurde einen Tag lang von der „Geheimen Staatspolizei" („Gestapo") festgehalten und verhört.

Zu Pfingsten 1938 floh die Familie Freud aus Österreich nach London. Am 23. September 1939 erlag Sigmund Freud seiner schweren Krankheit. Anna schloss sich der „British Psychoanalytical Society" an und trat in deren Lehrausschuss ein.

Seit ihrer Emigration arbeitete Anna Freud meistens in Großbritannien. Von 1940 bis 1945 leitete sie zusammen mit Dorothy Burlingham das „Residential War Nurserey for Homeless Children". Dort fanden durch die Kriegsereignisse verwaiste oder von ihren Eltern getrennte Kinder Zuflucht und pädagogisch wertvolle Betreuung.

Anna Freud und Dorothy Burlingham waren die ersten, die den tiefgreifenden Einfluss von Trennungserfahrungen auf die persönliche Weiterentwicklung von Kindern erkannt und begriffen haben. Eine Erfahrungsstudie hierüber erschien in Deutschland unter dem Titel „Heimatlose Kinder" (1971).

1947 gründete Anna Freud im nördlichen Londoner Vorort Hampstead einen Lehrgang für kinderanalytische Ausbildung, den „Hampstead Child-Therapy Course" und 1952 – daran angeschlossen – die Kinderklinik „Hampstead Clinic", die sie bis zu ihrem Tod leitete. Damit schuf sie die wissenschaftlichen und praktischen Grundlagen einer systematischen Diagnostik und Therapie neurotischer Kinder und Jugendlicher.

Anna Freud entwickelte die Theorie der Abwehrmechanismen, in der sie unbewusste Mechanismen (beispielsweise Verleugnung) aufzeigt, die das Ich zur Abwehr von Konflikten wählt. 1965 erschien ihr Werk „Normality and Pathology in Childhood" („Wege und Irrwege in der Kinderentwicklung", 1968). Von 1966 bis 1973 gab sie die Werke ihres Vaters heraus. 1971 kehrte sie erstmals nach der Besetzung Österreichs nach Wien zurück, wo sie den „27. Internationalen Psychoanalytischen Kongress" eröffnete.

In Anerkennung ihrer Verdienste erhielt Anna Freud die Ehrendoktorwürde der Universität Wien, der Clark University, der Yale University, der Universität von Chicago und der Johann-Wolfgang-Goethe-Universität in Frankfurt am Main. 1964 verlieh man ihr den „Kulturellen Ehrenpreis der Stadt München", 1975 das „Große Ehrenzeichen in Gold".

Außer der „Wiener Psychoanalytischen Gesellschaft" gehörte sie auch der britischen „Psycho-Analytic-Society and Institute of Psycho-Analysis" an.

Am 8. Oktober 1982 starb Anna Freud im Alter von 86 Jahren in London. Ihr Werk lässt sich mit einem Zitat ihres

Vaters und Lehrmeisters umreißen: „... die Stimme des Intellekts ist leise, aber sie ruht nicht, ehe sie sich Gehör verschafft hat".

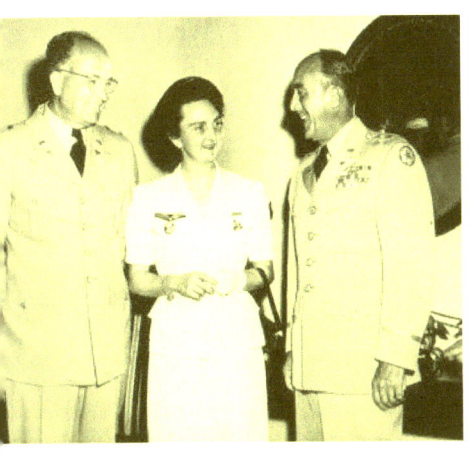

Geneviève de Galard Terraube

Der „Engel von Dien Bien Phu"

Mit dem Ehrennamen „Engel von Dien Bien Phu" würdigte man ab Mitte der 1950-er Jahre die bewundernswerten Leistungen der französischen Krankenschwester Geneviève de Galard Terraube. Noch während der Kampfhandlungen mit den kommunistischen Vietminh verlieh der französische Kommandant der Dschungelfestung Dien Bien Phu in Indochina, General Christian de Castries, ihr die Tapferkeitsauszeichnung „Kreuz der Ehrenlegion". Als „Fliegende Schwester" verbrachte sie bei 433 Flügen in Nordafrika und Indochina insgesamt 1.589 Stunden in der Luft.

Geneviève de Galard Terraube wurde am 13. April 1925 als zweite Tochter und letztes Kind des Vicomte und aktiven Offiziers Oger de Galard Terraube (1879–1934) und seiner Ehefrau Germaine, geborene de Roussel de Préville (1893–1971), in Paris geboren. Vicomte ist ein französischer Adelstitel zwischen Graf und Baron. In manchen Biografien heißt es irrtümlich, Geneviève sei in Südwestfrankreich zur Welt gekommen. 21 Monate vor Geneviève hatte ihre ältere Schwester Marie-Suzanne das Licht der Welt erblickt.

Die Vicomtesse Geneviève stammt aus einer alten Adelsfamilie in der Gascogne, die seit den Kreuzzügen im Mittelalter hervorragende Soldaten, Bischöfe und Staatsmänner hervorbrachte. Berühmt ist vor allem Hector de Galard (1415–1475), der die französische Nationalheilige Jeanne d'Arc (1412–1431) bei den Kämpfen um Orléans begleitete. Stammsitz der Familie Galard ist Chateau de Terraube im Departement Gers.

In ihrer Kindheit lebte Geneviève im 17. Arrondissement in Paris. Als sie zwei Jahre alt war, kam eine Gouvernante namens Victorine Honoré in die Familie Galard. „Torine", wie die beiden Schwestern Geneviève und Marie-Suzanne die liebevolle Gouvernante nannten, war die Tante des späteren Erzbischofs und Kardinals Jean Honoré (1920–2013) in Tours. Der Erzbischof schrieb Geneviève einige Jahrzehnte später, seine Tante habe zwei Menschen besonders geliebt, nämlich ihn und Geneviève.

Mit fünf Jahren ging Geneviève in die Privatschule „Louise de Bettignies" am Boulevard Malesherbes in Paris. Oft war sie die Klassenbeste, vor allem in Mathematik. Für Geschichte und Geographie interessierte sie sich besonders. Ihre Ferien verbrachte sie zeitweise bei ihrer Großmutter väterlicherseits, Mélanie d'Encausse de Labatut (1847–1930), oder bei ihrem Onkel väterlicherseits, Elie de Galard Terraube (1876–1956), im Chateau de Labatut in Haute Garonne. Auf einem Foto ist Geneviève zusammen mit ihrer Schwester Marie-Suzanne und mit Cousins auf der steinernen Außentreppe des Chateau de Labatut abgebildet. Auf die glückliche Kindheit von Geneviève fiel ein dunkler Schatten, als bei ihrem Vater eine schwere Krankheit ausbrach. Drei Jahre lang wich ihre Mutter nicht von der Seite des Patienten. An einem Morgen holte die Mutter ihre beiden Töchter zu ihrem Vater, damit sie ihm einen letzten Kuss geben konnten. Geneviéve war neun Jahre alt, als ihr Vater am 1. Juni 1934 im Alter von 54 Jahren starb. Seinen Tod und den Schmerz darüber hat sie nie vergessen.

Trotz der seelischen Wunden, die sie durch den frühen Tod ihres Vaters erlitten hatte, blieb Geneviève ein fröhliches Kind. Nach eigener Einschätzung war sie sehr spontan und herzlich, besaß aber in jungen Jahren wenig Selbstvertrauen. Ihre ältere Schwester Marie-Suzanne dagegen war mehr selbständig und selbstsicher und ermutigte sie dazu, auf Bäume zu klettern und Kunststücke mit dem Fahrrad zu wagen. Ein Wahrsager prophezeite Geneviève im Teenageralter später ein ruhiges Leben und irrte sich gewaltig.

Bis zum Sommer 1939 besuchte Geneviève die Priovatschule „Louise de Bettignies" in Paris. Jene Schule ist nach der französischen Adligen, Erzieherin und Gouvernante Louise de Bettignies (1880–1918) bezeichnet, die als „Königin der Spione" zu Ruhm gelangte. Louise trat im Februar 1915 unter dem Decknamen „Alice Dubois" als Spionin dem britischen Geheimdienst „Intelligence Service" bei. Das von ihr gegründete „Netzwerk Alice" kundschaftete mit mehr als 80 Agenten die Gegend von Lille in Frankreich aus, die ein Dreh- und Angelpunkt der deutschen Armee war. Später breitete sich das Netzwerk nach Cambrai, Valenciennes und Saint-Quentin aus. Die Agenten beobachteten Truppenbewegungen, orteten Munitionslager und erleichterten auf diese Weise den Durchmarsch der alliierten Soldaten in die neutralen Niederlande. Louise war in Belgien stationiert und übermittelte Dokumente an die Briten. Am 24. September 1915 entlarvte man ihre Kollegin Marie-Léonie Vanhoute (1888–1967) mit dem Decknamen „Charlotte Lameron" und am 21. Oktober 1915 Louise de Bettignies selbst. Beide Frauen hat man am 16. März 1916 zum Tode verurteilt. Doch die Strafe für Marie-Leonie wurde in 15 Jahre Zwangsarbeit abgemildert und jene für Louise in lebenslange Haft. Die körperlich geschwächte Louise de Bettignies starb am 27. September 1918 nach einer Operation in einem Gefängnis unweit von Köln.

Mademoiselle Georget, die Direktorin der Privatschule „Louise-de-Bettignies", hat ihren Schülerinnen oft über die Heldin erzählt, nach der ihre Schule benannt ist. Einmal sahen die Schülerinnen einen Film über den Arrest und den Tod von Louise de Bettignies. Dieser Streifen hinterließ bei Geneviève einen tiefen Eindruck.

Zur Zeit der Besetzung von Frankreich durch die# eutschen im Zweiten Weltkrieg (1939–1945) hielt sich die Familie Galard in Toulouse im unbesetzten Südfrankreich auf. Damals litten die Mutter und ihre beiden Töchter sehr unter Hunger und im Winter auch unter Kälte. Im Winter betrug die Zimmertemperatur im Schlafraum der Schwestern und im Esszimmer lediglich 14 Grad Celsius. Noch unangenehmer war es im Zimmer der Mutter, in dem es keinen Ofen gab. Dort betrug die Zimmertemperatur morgens nur 7 Grad. Drei Jahre lang besuchte Geneviéve in Toulouse eine katholische Klosterschule der Dominikanerinnen. 1941 absolvierte sie in Toulouse ihr erstes und 1942 ihr zweites Baccalaureate. Im Sommer 1943 kehrte die Familie Galard nach Paris zurück und erlebte dort Sirenengeheul, Bombardements und am 8. Mai 1945 das Kriegsende. Bei der Arbeit in einem Hospital für behinderte junge Menschen gewann Geneviève wichtige Erfahrungen.

Ihre Schwester Marie-Suzanne heiratete 1947 und trug fortan den Familiennamen Villepin.

Nach Kunststudien an der „Ecole du Louvre" in Paris erwarb Geneviéve de Galard 1948 an der Universität „Sorbonne" in Paris ein Diplom für Englisch. Danach verbrachte sie einige Zeit in Großbritannien. Laut „Munzinger-Archiv" war sie eine gute Pianistin und Mitglied der „Jeunesse musicale". In der Ferienzeit machte sie Urlaub in Italien, Spanien und Norwegen. Als Heranwachsende träumte sie davon, in die französischen Kolonien von Marokko und Indochina zu gehen. Nach Marokko kam sie erstmals mit einer Gruppe von jungen Leuten, die per Schiff in der vierten Klasse anreisten.

1950 entschied sich Geneviève de Galard für den Beruf der Krankenpflegerin. Gegen den Willen ihrer Familie ließ sie sich zur „Fliegenden Schwester" ausbilden. Dabei war sie die Exemensbeste. Ab 1952 diente sie im Sanitätscorps der französischen Luftwaffe in Tunesien.

In Indochina arbeitete Geneviève de Galard auf eigenen Wunsch als „Fliegende Schwester". Dort kam sie Ende April 1953 während des Indochina-Krieges (1945–1954) zwischen französischen Streitkräften und Truppen der vietnamesischen Unabhängigkeitsbewegung Vietminh von Ho Chi Min (1890–1969) in Saigon an und war ab 5. Mai 1953 in Hanoi stationiert. Für ihren erster Einsatz in Indochina waren drei Monate eingeplant.

Ab September 1953 war Geneviève de Galard als „Fliegende Schwester" in der Militärbasis Maison-Blanche in Algerien stationiert. Während etlicher dienstlicher Flüge tobten Sandstürme, welche die Instrumente des Flugzeuges vom Typ „Junkers" beeinträchtigten und dem Piloten die Navigation erschwerten. Einmal landete der Pilot während eines Sandsturmes statt in der algerischen Oase Ghardia in der Wüste Sahara irrtümlich rund 300 Kilometer nordöstlich dieses Zieles in Biskra. Von Maison-Blanche aus unternahm Geneviève eine private Sahara-Rundreise in südliche Regionen von Algerien, Tunesien und Marokko und lernte Land und Leute kennen.

Am 12. Januar 1954 kehrte Geneviève de Galard nach Indochina zurück. Für ihren zweiten dortigen Einsatz waren sechs Monate vorgesehen.

Nach dem Januar 1954 nahm Leutnant Geneviève de Galard als Transport-Begleitschwester an Evakuierungsflügen aus der französischen Dschungelfestung Dien Bien Phu in Nordvietnam teil. Ihre Patienten waren zunächst Soldaten mit allerlei Krankheiten, später aber nach dem Beginn der „Schlacht von Dien Bien Phu" am 13. März 1954 immer mehr Verwundete, die bei den Kämpfen schwere Verletzungen erlitten hatten. Die Evakuierungsflüge wurden immer gefährlicher, weil die Maschinen mit dem Zeichen des „Roten Kreuzes" mitten im heftigen Sperrfeuer der Vietminh landen mussten. Das „Rote-Kreuz-Zeichen" bot auf beiden Seiten keinen Schutz.

Am 28. März 1954 landete ein Transportflugzeug des Typs „C-47" mit Geneviéve an Bord im Schutz der Dunkelheit und in dichtem Nebel unsanft auf der Rollbahn der Festung Dien Bien Phu. Einer der Motoren berührte einen Stacheldrahtzaun, wobei eine Ölleitung beschädigt wurde. Mechaniker konnten die Unglücksmaschine nicht sofort reparieren. Bei Tageslicht wurden das Flugzeug und die Rollbahn von der Artillerie der Vietminh zerstört. Geneviève konnte nun nicht mehr aus der Festung zurückfliegen. Während der Woche, in der dies geschah, waren acht andere „C-47" von den Vietminh in Brand geschossen worden.

In der von bis zu 65.000 Vietminh eingeschlossenen Dschungelfestung Dien Bien Phu mit 16.000 Soldaten harrte Geneviève in der Folgezeit als einzige Krankenschwester bei den zahlreichen Verwundeten und Sterbenden aus. Im unterirdischen Bunker assistierte sie täglich bei mehr als 20 Operationen, pflegte Schwerverletzte, tröstete Sterbende und fand kaum noch Schlaf.

Vorgesetzter von Geneviève de Galard in Dien Bien Phu war der flämische Oberstabsarzt Dr. Paul Grauwin (1914–1989), ein fähiger Chirurg mit enormer Körperkraft und großer Herzensgüte. Er war erst am 18. Februar 1954 in der Dschungelfestung eingetroffen. Die Männer des medizinischen Personals zeigten sich anfangs besorgt die Anwesenheit von Geneviève. Diese war nicht nur die einzige Krankenschwester, sondern auch die einzige Französin in der Festung, weil der Kommandant Castries seine Sekretärin Faule Bourgeade zuvor weggeschickt hatte. In zwei Bordells, die von den französischen Soldaten besucht wurden, gab es nur algerische und vietnamesische Prostituierte. Ihrem speziellen Status in Dien Bien Phu verdankte Geneviève de Galard Terraube eine mit Fallschirmseide gesäumte Unterkunft mit Bett und Stuhl. Im Camp sprach man die adlige Krankenschwester nur mit ihrem Vornamen Geneviève an.

Das medizinische Personal in Dien Bien Phu leistete schier Übermenschliches. Oft war sogar dem erfahrenen Chirurgen Paul Grauwin zum Heulen zumute. Der Anblick zerschmetterter Körper und abgerissener Köpfe grauste ihn und machte ihn wütend. Mit nacktem Oberkörper operierte er, sägte Knochen, entrollte Eingeweide und schloss Brustkorbverletzungen. Leichen ließ er mit Lastenwagen zu von Bulldozern ausgehobenen Gräben wegschaffen. Wenn er sich endlich einige Stunden ausruhen wollte, musste er über einen Haufen amputierter Gliedmaßen steigen, um zu seinem Unterstand zu gelangen. Unterstützt wurde Grauwin von den Ärzten Jacques Gindrey und Jean Vidal.

Als Oberstabsarzt Grauwin am 31. März 1954 wieder einmal über Schwerverwundete zum Operationstisch stieg, hörte er das Schluchzen von Geneviève de Galard. Sie lehnte an der Wand und weinte. Geneviève war seit drei Tagen mit der Besatzung ihres zerstörten Flugzeugs in der Festung, hatte unermüdlich geholfen und freundlich gelächelt. Aber nun schien sie körperlich und seelisch am Ende.

Wenn die Lage in der heftig umkämpften Dschungelfestung Dien Bien Phu nicht so schlecht gewesen wäre, wäre Geneviève beim Lesen eines Briefes ihrer Mutter im April 1954 in schallendes Gelächter ausgebrochen. Germaine de Galard hatte in Unkenntnis der tatsächlichen Situation in der Dschungelfestung geschrieben, sie sei nicht unglücklich darüber, dass ihre Tochter in Dien Bien Phu sei, denn dort sei sie nicht – wie zuvor als „Fliegende Krankenschwester" – durch einen Flugzeugabsturz in Gefahr.

Auf Einladung von Fallschirmjäger-Oberst Pierre Langlais (1909–1988) kam Geneviève de Galard am Abend des 29. April 1954 zum Essen in die Messe des Hauptgefechtsstandes von Dien Bien Phu. Dort sagte der französische Kommandeur, General Christian Marie Comte de La Croix de Castries (1902–1991), zu ihr: „Ich hab' was für Sie, Geneviève". Anschließend nahm der erst zwei Wochen zuvor vom Oberst zum Brigadegeneral beförderte Castries aus einer Schublade ein „Kreuz der Ehrenlegion", das ein Fallschirmjägeroffizier ausgeliehen hatte Dann heftete er das „Kreuz der Ehrenlegion" zusammen mit einem

Kriegskreuz („Croix de Guerre"), das Langlais in einer Offizierskiste gefunden hatte, Geneviève an die Brust. So wird es in dem Buch „Der Fall von Dien Bien Phu. Des weissen Mannes Stalingrad in Indochina" (1964) des Historikers Jules Roy geschildert. Geneviéve war nun „Ritter der Ehrenlegion".

Christian Marie de Castries war zum General ernannt worden, obwohl er sich als Kavallierieoffizier als unfähig für den Verteidigungskrieg erwiesen hatte. Den Kommandeur der französischen Truppen in der Schlacht von Dien Bien Phu hatte man in Deutschland in unguter Erinnerung. Gegen Ende des „Zweiten Weltkrieges" war er als Major in der 1. französischen Armee unter General Jean de Lattre de Tassigny (1889–1952) im April 1945 am Vormarsch in Südwestdeutschland beteiligt gewesen. In seinen Verantwortungsbereich fiel dabei die weitgehende Zerstörung der unbefestigten württembergischen Stadt Freudenstadt durch Artilleriefeuer.

Am 30. April 1954 ernannte man Geneviève de Galard an der Seite von Lieutenant Colonel Marcel Bigeard (1916–2010, dem Kommandeur des 6. Fallschirmbatallions, zum Ehrenmitglied der französischen Fremdenlegion („Légionnaire de 1ère classe"). Der 30. April gilt als höchster Gedenktag der Fremdenlegion. Er wird alljährlich zu Ehren der Gefallenen des Gefechtes vom 30. April 1863 zwischen 65 Fremdenlegionären und 2.000 Mexikanern um die Hazienda Camerone in Mexiko abgehalten. Nach der Preisverleihung erklärte Geneviève ihrem Förderer Oberst Pierre Langlais bei den Fremdenlegionären, wenn sie ihm jemals wieder lebend begegne, zahle sie ihm eine Flasche Champagner, egal wo sie sich träfen. Langlais hatte im April 1954 den Vorschlag für die Auszeichnung von

Geneviève verfasst und wärmstens begründet. Besonders hob er hervor, dass sie vom 30. März bis zum 2. April 1954 auf eigene Initiative unter feindlichem Artilleriebeschuss verwundete Soldaten medizinisch versorgt hatte. Für die Soldaten von Dien Bien Phu werde sie immer die pure Inkarnation der heroischen Tugenden einer französischen Krankenschwester sein.

Einen Tag vor dem Ende der „Schlacht von Dien Bien Phu" lag Geneviève de Galard am 6. Mai 1954 im Unterstand des Festungskommandaten unter einem Tisch auf einer Matratze aus Fallschirmen. Dort saß auch Marcel Bigeard, der erleichtert war, dass sein 1. Kolonialfallschirmjäger-Bataillon nicht mehr in letzter Minute geopfert werden sollte.

Nach 57-tägiger Belagerung durch die Vietminh ging den französischen Truppen in der Dschungelfestung Dien Bien Phu die Munition aus. General de Castries musste am 7. Mai 1954 die Festung übergeben. Castries geriet mit rund 10.800 Mann, die während der Belagerung nur sehr wenig geschlafen hatten, in vietnamesische Gefangenschaft. Vom 8. Mai bis zum 21. Juli 1954 tagte die Indochina-Konferenz in Genf, an der die beiden Kriegsparteien Frankreich und Demokratische Republik Vietnam sowie die USA, China, Großbritannien, die Sowjetunion, Vietnam, Laos und Kambodscha teilnahmen. Dabei verständigte man sich auf einen Waffenstillstand. Dieses „Genfer Abkommen" beendete den Indochinakrieg und die französische Kolonialzeit in Asien.

Nach viermonatiger Gefangenschaft ließen die Vietminh den französischen General de Castries wieder frei. Viel schlechter als ihrem Kommandeur erging es den meisten Soldaten. Laut „Wikipedia" sind 2.299 Soldaten Frankreichs gefallen und 5.193 verwundet worden. Rund 1.600 Soldaten auf französischer Seite desertierten. Von den rund 10.800 Kriegsgefangenen überlebten nur 3.290 Mann. Castries genoss ab 1959 seinen Ruhestand.

Der Fall von Dien Bien Phu löste in weiten Teilen der Welt große Bestürzung aus. Die Niederlage von Frankreich wird vor allem auf eine Unterschätzung des Feindes und eine geographische Fehlentscheidung bei der Wahl des Festungs-Standortes in einer von Hügeln umgebenen Talmulde zurückgeführt. General Henri Navarre (1898–1983), der Oberbefehlshaber der Kolonialtruppen in Indochina, hatte irrtümlich geglaubt, die Vietminh könnten keine schweren Flak- und Artilleriegeschütze auf die umgebenden Hügel heranschaffen. Dien Bien Phu sollte vor allem aus der Luft versorgt werden, weil es über den Landweg nur schwer erreichbar war. Die Vietminh konnten aber bereits am ersten Tag die wichtigste Landebahn schwer beschädigen. Als im März 1954 die Flugplätze in Dien Bien Phu ausfielen, diskutierte man sogar den Einsatz amerikanischer Atomwaffen, den aber Großbritannien ablehnte.

Der deutsch-französische Journalist und Publizist Peter Scholl-Latour kommentierte später die Schacht von Dien Bien Phu in seinem Buch „Der Tod im Reisfeld – 30 Jahre Krieg in Indochina" (1980) mit folgenden Worten: „Die Überlebenden von Dien Bien Phu erzählten von der Schlacht, vom Versagen der Führung, von der schecklichen Überraschung, als plötzlich Artilleriefeuer auf ihre unzureichenden Stellungen trommelte. Ein Thai-Bataillon war sofort übergelaufen. Die übrigen farbigen Truppen hatten sich passiv verhalten und Deckung gesucht. Wirklich gekämpft bis zum letzten Erdloch und bis auf Messer hatten lediglich die französischen Fallschirmjäger, und die

Fremdenledionäre, zu 80 % Deutsche, seien zum Sterben angetreten wie in einer mythischen Gotenschlacht." Geneviève de Galard und dem übrigen medizinischen Personal wurde nach dem Fall von Dien Bien Phu von den Vietminh sofort die Freiheit angeboten. Doch Geneviève blieb bei den verwundeten französischen Soldaten. Weil die Vietminh medizisches Material konfiszierten, deponierte sie dieses in geheimen Verstecken – zum Beispiel unter ihrem Bett, um darauf im Bedarfsfall zurückgreifen zu können.

Erst auf ausdrücklichen Befehl ihrer Vorgesetzten flog Geneviève de Galard einige Zeit später am 24. Mai 1954 ab. Sie war 17 Tage lang eine Gefangene der Vietminh gewesen. Es heißt, sie habe während der Belagerung von Dien Bien Phu rund 20 Kilogramm Gewicht verloren. Nach ihrer Ankunft in Hanoi erklärte sie bei einer Pressekonferenz standhaft vor Dutzenden von Journalisten: „Ich habe beschlossen, dass ich nichts zu sagen habe". Schon vor ihrer Freilassung hatte sie verlockende Angebote über die exklusive Verwertung ihrer Erlebnisberichte erhalten und abgelehnt.

Bei ihrer Ankunft auf dem Flughafen Paris-Orly am 1. Juni 1954 warteten Journalisten und ihre glückliche Mutter auf Geneviève de Galard. Nach der Rückkehr in Frankreich berichteten die Medien oft über sie. Die französische Zeitung „Paris Match" zeigte ein Foto von ihrer Ankunft in Luang Prabang am Tag ihrer Freilassung auf der Titelseite. „Time magazine" präsentierte den Artikel „Angel Returns". Papst Pius XII. (1876–1958) würdigte ihre Verdienste mit einem Rosenkranz und einer persönlichen Botschaft.

Noch während der Gefangenschaft von Geneviève de Galard im Mai 1954 in Indochina hatte die amerikanische

Kongressabgeordnete Frances P. Bolton (1885–1977) den US-Außenminister John Foster Dulles (1888–1959) dazu aufgefordert, die heldenhafte französische Krankenschwester in die USA einzuladen. Im Sommer 1954 reiste Geneviève de Galard – als dritter offizieller Staatsgast des amerikanischen Kongresses – drei Wochen lang durch die USA.

Geneviève de Galard wurde am 26. Juli 1954 in New York City von Bürgermeister Robert Wagner (1910–1991) und schätzungweise 250.000 Zuschauern triumphal empfangen. Zusammen mit der Kongressabgeordneten Frances P. Bolton und Botschafter Richard C. Patterson junior (1904–1966) fuhr sie im offenen, schwarzen Cadillac, der eine lange Autokolonne anführte, auf dem Broadway, wo ihr Men-schenmassen zujubelten, zur „City Hall". Immer wieder ertönten bei der Konfettiparade die Rufe „Vive la France!", „Bravo!" und „Vive Geneviève!": Die Kongressabgeordnete Bolton rühmte sie als ein „Symbol der heroischen Weiblichkeit in der freien Welt". Zu Ehren von Geneviève gab es einen Empfang im Rathaus von New York City.

In einer „C-47" der „U.S. Air Force" flog Geneviève de Galard zu einem dreitägigen Aufenthalt in die Hauptstadt Washington. Auf dem Flughafen überreichte man ihr symbolisch die Schlüssel der Stadt. Zu denen, die sie willkommen hießen, gehörten der französische Botschafter Henri Bonnet (1888–1978) und seine Gattin. Im Capitol applaudierten ihr alle Mitglieder stehend. Bei einer feierlichen Zeremonie auf der Terrasse des „Weißen Hauses" in Washingon überreichte der amerikanische Präsident Dwight D. Eisenhower (1890–1969) am 29. Juli 1954 an Geneviève de Galard die Freiheitsmedaille („Presidential

Medal of Freedom" und bezeichnete sie als „Frau des Jahres". Der Erste, der die Freiheitsmedaille erhielt, war der französische Freiheitsgeneral Marie Joseph Motier Marquis de Lafayette (1757–1834, der Zweite der ungarische Revolutionär Lajos Kossuth (1802–1894).

Geneviève de Galard betrachtete sich selbst nie als Heldin. Nach der Entgegennahme der Freiheitsmedaille in Washington durch den amerikanischen Präsidenten erklärte sie, sie verdiene dicse Ehre nicht. Sie habe nur getan, was jede Krankenschwester tun würde.

In den USA erhielt Geneviève de Galard von der amerikanischen Presse den legendären Namen „Engel von Dien Bien Phu" („Angel of Dien Bien Phu"). Anschließend unternahm sie eine Tour durch sechs Bundesstaaten der USA und erschien vor großen Menschenmengen in Cleveland, Chicago, Denver, San Francisco, Dallas und New Orleans. Der Nationalfriedhof der USA („Arlington National Cemetery") war der erste Soldatenfriedhof, den sie besuchte. Besonders genoss sie einen Flug über die Naturschönheiten des Grand Canyons.

Nach ihrem Besuch in den Vereinigten Staaten kehrte Geneviève de Galard wieder nach Paris zurück. Im Gegensatz zu manchen ihrer Kameraden/innen, welche der Hölle des Indochinakrieges entronnen waren, führte sie fortan kein normales, ruhiges Leben. Sie erhielt zahllose briefliche und telefonische Anfragen unterschiedlicher Art. Oft bat man sie, eine Rede zu halten, doch sie wollte keine Vollzeit-Rednerin werden. Mitunter wurden ihr Journalisten lästig. An dem Rummel um ihre Person hatte sie zeitweise wenig Freude. Für einen Film über sie mit der französischen Schauspielerin und Tänzerin Leslie Caron in der Hauptrolle gab sie nicht ihre Zustimmung. In ihrer

Freizeit besuchte sie oft verwundete Soldaten im Val-de-Grâce-Hospital.

Einige Monate nach dem Ende ihres Vertrages als „Fliegende Schwester" für die französische Luftwaffe begann Geneviève de Galard ein Praktikum an einem großen Reha-Zentrum in New York City. Dieses Reha-Zentrum wurde von dem amerikanischen Arzt Howard A. Rask geleitet.

Im November 1954 unternahm Geneviève de Galard einen Flug nach Saigon in Südvietnam. Dort traf sie den Arzt Jacques Gindrey wieder, der wie sie in Dien Bien Phu gearbeitet hatte. Nach der Rückkehr in Frankreich nahm sie in Bayonne an einer Zeremonie für die in Dien Bien Phu gefallenen Soldaten teil. Im Februar 1955 machte sie in einem Chalet in Mirabel, das für fliegendes Personal der französischen Luftwaffe reserviert war, einen Skiurlaub. An den ersten Abenden schlief sie bereits um 20.30 Uhr ein. Es folgte ein zweimonatiger Einsatz in Algerien mit Flügen in die Sahara.

Von Mai bis Juli 1955 arbeitete Geneviève de Galard als „Fliegende Krankenschwester" in Südvietnam. Bei ihren Einsätzen half sie meistens Menschen, die durch Minen verletzt worden waren. Eines Tages begegnete sie wieder Doktor Paul Grauwin. Mitte Juli 1955 erlosch erneut ihr Vertrag mit der französischen Luftwaffe.

Mit 31 Jahren heiratete Geneviève de Galard am 14. Juni 1956 in der katholischen Kirche „Saint Louis des Invalides" in Paris den französischen General Jean de Heaulme de Boutsocq. Die Braut trug einen Schleier und ein langes, weißes Kleid, der Bräutigam eine mit Orden geschmückte Uniform. Dem hochgewachsenen, schlanken und eine Brille tragenden Offizier war sie 1953 bei einem Dinner mit dessen Vater in Hanoi erstmals begegnet. Jean de Heaulme hatte in Indochina als Captain gedient. Er sprang nördlich von Dien Bien Phu im Hill Country mit dem Fallschirm ab und organsierte den Widerstand von Einheimischen gegen die kommunistischen Streitkräfte. Nach den Generälen Réne Cogny und Jean Dechaux war er der Dritte, der 1954 der von den Vietminh freigelassenen Geneviève in Hanoi die Hand geschüttelt hatte.

Aus der Ehe von Jean und Geneviève de Heaulme gingen im Laufe der Zeit drei Kinder hervor: François, Véronique und Christophe. In Büchern, Zeitungen, Zeitschriften und im Internet wird Geneviève meistens mit ihrem berühmten Mädchennamen de Galard statt mit ihrem Ehenamen de Heaulme erwähnt, wenn Ereignisse nach der Eheschließung geschildert werden.

Von 1957 bis 1959 arbeitete Geneviève de Galard am „Centre de Rééducation des Invalides" in Paris. Dort begegnete sie wieder Männern, die in Dien Bien Phu schwer verwundet worden waren, Arme oder Beine verloren hatten und nun Prothesen trugen.

Jean de Heaulme, der Ehemann von Geneviève, hatte 1959 einen Einsatz auf der Insel Madagaskar, die kurz zuvor eine autonome Republik geworden war. Als Jean seinen Dienst als Ratgeber für Sicherheit und Verteidigung des Chefs der Provinz Fianarantsoa auf der Insel antrat, war der älteste Sohn François des Ehepaares drei Monate alt. Geneviève war auf Madagaskar ein halbes Jahr lang „nur" Frau und Mutter.

1963 sah Geneviève de Galard bei einer Autofahrt mit ihrem Ehemann Jean de Heaulme ihren Förderer bei den Fremdenlegonären, Pierre Langlais, in Paris wieder. Sie stieg aus dem Wagen, umarmte ihn und machte ihr

Versprechen wahr, ihm eine Flasche Champagner zu spenden.

Ab 1967 war Geneviève de Galard ein Mitglied der „National Association of the Veterans of Dien Bien Phu". Diese Association war in Pau im Departement Pyrénées-Atlantiques stationiert.

Die Karriere ihres Ehemannes brachte für Geneviève de Galard manchen Ortswechsel mit sich. Als ihr Mann Kommandeur des 2. Regiments der Marines in Le Mans wurde, traf sie sich oft mit Familien anderer Soldaten und linderte die Isolation der Soldatenfrauen, wenn deren Ehemänner wegen eines Einsatzes andernorts abwesend waren. Auf Le Mans folgte ein Ortswechsel der Familie von Geneviève nach Luneville.

„Catholic Relief" rief 1975 französische Familien dazu auf, in den Sommerferien „verlorene Kinder" aus Kambodscha bei sich aufzunehmen. Im April jenes Jahres hatten die kommunistischen „Roten Khmer" die kambodschanische Hauptstadt Pnom Penh eingenommen und fortan ein Schreckensregiment praktiziert. Dem Hilferuf von „Catholic Relief" folgte auch die Familie von Geneviève. Sie nahm im August 1975 den 16-jährigen Kun bei sich auf. Obwohl Geneviève alles tat, um den Aufenthalt des jungen Mannes so angenehm wie nur möglich zu gestalten, tat dieser sich schwer in dem fremden Land, alleine und ohne Nachrichten von seiner Familie. Nach mehr als drei Jahre dauernden Bemühungen von Geneviève durften Kun und seine Familie endlich nach Frankreich ausreisen. Dies war erst möglich geworden, als die Mutter von Kun mit fünf Kindern nach Ho Chi Min City in Vietnam flüchten hatte können.

Ein wichtiges Anliegen war für Geneviève stets die Verbesserung der Lebensumstände von französischen und vietnamesischen Veteranen. Zusammen mit ihrem Ehemann unterstützte die gläubige Katholikin die 1938 von Marguerite Hoppenot (1901–2011) gegründete katholische Bewegung „Sève".

1983 wählte man Geneviève in den Rat des 17. Arrondissements in Paris. Diese Funktion hielt sie 18 Jahre lang inne. Ihr besonderes Augenmerk galt Benachteiligten und Behinderten. Zusammen mit ihrem Ehemann Jean besuchte Geneviève 2001 privat Vietnam.

Auf Wunsch französischer Veteranen veröffentlichte Geneviève 2003 kurz vor dem 50. Jahrestag des Falls der Dschungelfestung Dien Bien Phu zusammen mit Béatrice Bazil unter dem Titel „Une femme a Dien Bien Phu" ihre Memoiren in französischer Sprache. Dieses Werk erschien in mehreren Auflagen und wurde mit dem „Grand Prix de L'Academie de Sciences Morales et Politiques" ausgezeichnet.

Der französische Staatspräsident Jacques Chirac verlieh Geneviève de Galard 2004 das „Kommandeurskreuz der Ehrenlegion". Am 19. November 2008 ernannte man sie zum „Grand Officier de l'Ordre du Mérite". Zu ihren zahlreichen Auszeichnungen gehören auch die „Médaille de l'Aeronautique", die „Médaille de la Sante Publique" und die „Palmes Académiques)

2010 erschienen die Memoiren von Geneviève de Galard unter dem Titel „The Angel von Dien Bien Phu. The Sole French Woman at the Decisive Battle in Vietnam" auch in englischer Sprache. Als Übersetzerin fungierte Isabelle Surcouf Toms. Im Oktober 2010 folgte die 85-jährige Geneviève einer Einladung der „Assocation of the United States Army Convention" in Washingon, D.C., hielt eine Rede und traf sich mit amerikanischen Krankenschwestern.

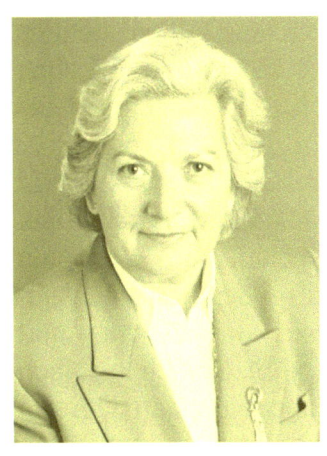

Christiane Herzog

Die Gründerin der
Christiane Herzog Stiftung

Um die Linderung der Leiden von Mukoviszidose-Kranken hat sich die frühere deutsche Präsidentengattin Christiane Herzog (1936–2000), geborene Krauß, große Verdienste erworben. Sie gründete 1986 die „Mukoviszidose-Hilfe e. V.", die sie 1997 in die „Christiane Herzog Stiftung" umwandelte. Außerdem engagierte sich die „First Lady" in anderen sozialen Organisationen.

Christiane Krauß wurde am 26. Oktober 1936 in München geboren. Ihr Vater Paul Krauß gehörte vor dem Zweiten Weltkrieg der „Bekennenden Kirche", einem Zusammenschluss evangelischer Christen in Deutschland gegen die nationalsozialistische Manipulierung der Kirche, an. Während des gesamten Zweiten Weltkrieges (1939–1945) wirkte Paul Krauß als Militärpfarrer der bayerischen 7. Division.

Nach Kriegsende war Pfarrer Paul Krauß ab September 1945 zunächst evangelischer Gemeindepfarrer in Berchtesgaden (Oberbayern) und ab 1949 Dekan in Landshut (Niederbayern). In Berchtesgaden musste er eine besonders schwierige Gemeinde betreuen. Dort lebten Hinterbliebene von Widerstandskämpfern, die am 20. Juli 1944 ums Leben gekommen waren, sowie Familien von Kriegsverbrechern.

Im Elternhaus von Christiane Herzog herrschten Zucht und Ordnung, jedoch nicht durch Strenge, sondern durch Güte. Die Pfarrerstochter besuchte in München und Hindelang (Allgäu) die Grundschule, in Berchtesgaden und Landshut das Gymnasium. 1955 machte sie das Abitur, und anschließend studierte sie Pädagogik in München. Nach ihrer Ausbildung arbeitete sie als Hauswirtschaftslehrerin an einer Sonderschule.

Christiane Krauß hat ihren späteren Mann Roman Herzog bereits am humanistischen Gymnasium in Landshut kennen- und lieben gelernt. Herzog ging von 1944 bis 1953 auf das humanistische Gymnasium, sein Abiturzeugnis weist in allen elf Fächern die Note „Sehr gut" aus und bescheinigt ihm „zähe Strebsamkeit".

1956 haben sich Christiane Krauß und Roman Herzog verlobt. Christianes Vater war damals in Landshut der Religionslehrer von Roman Herzog. Der protestantische Geistliche bestand darauf, der künftige Schwiegersohn müsse vor der Hochzeit seine Ausbildung abschließen.

Nach der kürzesten zulässigen Studienzeit von sieben Semestern legte Roman Herzog das Juraexamen mit der Note „Sehr gut" ab. 1958 traute Christianes Vater das Paar, wobei der Bräutigam mit Doktortitel vor den Altar trat.

Christiane Herzog gab vor der Geburt ihres Sohnes ihren Beruf als Hauswirtschaftslehrerin auf und organisierte den Haushalt, während ihr Ehegatte als Jurist und Politiker eine steile Karriere machte. 1959 brachte sie ihren ersten Sohn Markus zur Welt, 1964 den zweiten Sohn Hans Georg.

1965 wurde Roman Herzog Ordinarius an der „Freien Universität Berlin". 1966 ging die Familie Herzog nach Berlin und 1969 nach Heidelberg. Ab 1971 wirkte Roman Herzog als Rektor der „Hochschule für Verwaltungswissenschaften" in Speyer, wo das junge CDU-Mitglied vom damaligen rheinland-pfälzischen Ministerpräsidenten Helmut Kohl „entdeckt" und 1973 mit der Leitung der Bonner Landesvertretung betraut wurde.

Zwischen 1978 und 1983 lebte die Familie in Stuttgart, wo Roman Herzog zunächst das Amt des Kultusministers und später des Innenministers von Baden-Württemberg bekleidete. 1983 zog das Ehepaar Herzog nach Karlsruhe um. Dort arbeitete Roman Herzog anfangs als Vizepräsident und ab 1987 als Präsident des Bundesverfassungsgerichts (BVG). Im Mai 1994 hat die Bundesversammlung Roman Herzog als Nachfolger von Richard von Weizsäcker zum neuen Bundespräsidenten gewählt und am 1. Juli 1994 vereidigt.

Der neue Bundespräsident siedelte mit seiner Frau in das „Schloss Bellevue", den ersten Amtssitz des Bundespräsidenten, über. Der Umzug nach Berlin war der achte im Dienste von Staat und Politik. Bonn wurde 1994 der zweite Amtsitz. Hier wohnte das Ehepaar möbliert in der „Villa Hammerschmidt". In Berlin kaufte Christiane Herzog gern auf dem Moabiter Markt ein und ging selbst zur Post, wo sie sich wie andere Kunden vor dem Schalter in der Schlange anstellte.

Christiane Herzog war es bereits seit ihrer Kindheit gewohnt, Verantwortung für die Schwachen in der Gesellschaft zu tragen. Als ihr Mann die Bonner Landesvertretung von Rheinland-Pfalz übernahm, fuhr sie für die Aktion „Essen auf Rädern" in einem sozialen

Problemgebiet Bonns Essen aus. Nach dem Umzug nach Stuttgart arbeitete sie von 1978 bis 1993 in Gremien des „Christlichen Jugenddorfwerkes" mit, für das sie acht Jahre als Vizepräsidentin fungierte.

In Stuttgart trat die damalige baden-württembergische Sozialministerin Annemarie Griesinger an Christiane Herzog heran und fragte sie, ob sie sich der Sorgen von Mukoviszidose-Kranken und deren Familien annehmen könne. Daraufhin lud Christiane Herzog eine Familie mit einem an Mukoviszidose erkrankten Kind zu sich ein und erkannte, dass es sich um ein Problem handelte, für das es sich lohnt, sich einzusetzen.

Bei der Mukoviszidose handelt es sich um eine erbliche funktionelle Störung aller schleim- und schweißbildenden Drüsen. Da jede Körperzelle gestört ist, kann man von einer Multi-Organkrankheit sprechen. Am meisten betroffen sind die Lunge und die Bauchspeicheldrüse. Die zähen und dickflüssigen Drüsensekrete verstopfen die Ausfuhrkanäle der Organe, führen zu Rückstauungen und tragen so zur Bildung von Zysten bei.

1985 übernahm Christiane Herzog die Schirmherrschaft über Mukoviszidose-Kranke in der Bundesrepublik Deutschland. 1986 wandelte sie diese Schirmherrschaft in die „Mukoviszidose-Hilfe e. V." um, die sich finanziell und sozial um die Patienten und ihre Familien kümmert. Mit dem Erlös ihres Kochbuches „Zu Gast bei Christiane Herzog" (1986) und der gleichnamigen Fernsehsendung legte sie 1997 den Grundstock für die „Christiane Herzog Stiftung". Ihr galt seither ihr ganz besonderes Augenmerk. Bei ihrem Antrittsbesuchen als Frau des Bundespräsidenten führte ihr erster Weg in die Mukoviszidose-Ambulanzen. Außerdem übernahm die „First Lady" im Juli 1994 die

Schirmherrschaft über die Stiftung „Deutsches Müttergenesungswerk" der ersten Präsidentengattin Elly Heuss-Knapp (1881–1952) und die Schirmherrschaft über das „Deutsche Komitee des Weltkinderhilfswerks UNICEF", Aufgaben die selbstverständlich mit dem Amt verbunden waren. Im Herbst 1997 wurde die „Mukoviszidose-Hilfe e. V." in die „Christiane Herzog Stiftung" umgewandelt.

„Die Tätigkeit in der Mukoviszidose-Hilfe ist ganz nach ihrem Geschmack", schrieb am 16. Dezember 1994 das „FAZ-Magazin" über Christiane Herzog. „Wenn man den Kranken helfen will, muß man immer der ganzen Familie helfen, und Familie und Kinder bilden den Bereich, wo sie sich gerne bewegt, wo sie zu Hause ist."

Im April 1998 wurde Christiane Herzog in Frankfurt am Main für ihre Verdienste um die Küchen- und Esskultur als „Küchenfrau des Jahres 1998" ausgezeichnet. Das damit verbundene Preisgeld in Höhe von 100.000 Mark floss an die „Christiane Herzog Stiftung". 1999 trat der SPD-Politiker Johannes Rau (1931–2006) die Nachfolge von Roman Herzog als Bundespräsident an.

Christiane Herzog erlag am 19. Juni 2000 im Alter von 63 Jahren einem Krebsleiden. Bundespräsident Johannes Rau würdigte sie als eine bemerkenswerte Frau, die in ihrem Einsatz für andere, ihrer Freundlichkeit und ihrer Liebenswürdigkeit ein Vorbild gewesen sei. Sie sei den Menschen nahe gewesen, weil sie sich auch für die alltäglichen Dinge des Lebens interessiert habe.

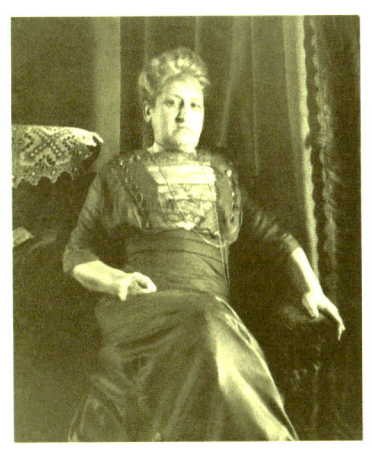

Aletta Jacobs
Hollands erste Ärztin

Die erste Studentin und Ärztin in Holland sowie zugleich eine der bedeutendsten Frauenrechtlerinnen der Niederlande war Aletta Jacobs (1854–1929). Seit ihrer frühesten Jugend kämpfte sie für die Rechte und Freiheit der Frau. Ihr gebührt auch die Ehre, eine der Gründerinnen der „Vereinigung für das Frauenwahlrecht" und des „Weltbundes für das Frauenwahlrecht" gewesen zu sein.

Aletta Henriette Jacobs wurde am 9. Februar 1854 als achtes von elf Kindern eines Landarztes in Sappemeer bei Groningen (Niederlande) geboren. In ihrem Elternhaus entwickelte sie früh die Eigenschaft, jederzeit im Leben aufrechte Freundschaft und Liebe zu finden sowie rückhaltslos und selbstlos Freundschaft zu geben. Ihr gebildeter Vater förderte stark sie in ihrer Jugend.

Im Alter von 14 Jahren las Aletta Jacobs die Broschüre „Die Hörigkeit der Frau" des britischen Philosophen John Stuart Mill (1806–1873). Seitdem war ihr bewusst, dass nur eine bessere Gesetzgebung die wirtschaftliche und sittliche Befreiung der Frau ermöglichen und das politische

Stimmrecht der einzig wirklich wirksame Weg dahin sein könne.

Ende der 1860-er Jahre besuchte die kleingewachsene und zartgebaute Aletta Jacobs als erstes Mädchen die Bürgerschule ihres Heimatdorfes, die bis dahin nur Jungen aufgenommen hatte. Später trat sie als erste Frau in ihrem Heimatland in die Universität ein. Wie ihr Vater und ihr älterer Bruder wollte sie den Arztberuf ergreifen.

Nach erfolgreicher Ablegung der erforderlichen Examen war Aletta Jacobs 1878 die erste Niederländerin mit abgeschlossenem Hochschulstudium und zugleich die erste Ärztin in Holland. Sie betrachtete ihre Patienten nicht nur als medizinische Fälle, sondern interessierte sich für sie auch als Menschen, was ihr tiefe Einblicke in unglückliche Familienverhältnisse gab. Ihr Engagement galt vor allem sozial Schwachen und Frauen.

Durch ihre natürliche und herzliche Art gewann Aletta Jacobs das Vertrauen leidender Mädchen und Frauen. Aufbauend auf ihre Erkenntnisse nahm sie den Kampf gegen die Prostitution und ihre Reglementierung sowie fast gleichzeitig gegen unfreiwillige Mutterschaft auf. Dank ihrer Energie und ihres Engagements in Wort und Schrift erreichte sie, dass die Aufklärung über Geburtenbeschränkung in den Niederlanden offiziell zugelassen wurde. 1882 gründete sie die erste Klinik für Geburtenkontrolle in Amsterdam.

Im Alter von 38 Jahren heiratete Aletta Jacobs 1892 den niederländischen Politiker Carel Victor Gerritsen (1850–1905). Ihr einziges Kind starb kurz nach der Geburt. Die glückliche Ehe der beiden war von gegenseitiger Kameradschaft und Achtung geprägt. Zusammen unternahmen sie zahlreiche Reisen in fernste Länder.

1894 hob Aletta Jacobs die „Vereinigung für das Frauenwahlrecht" mit aus der Taufe, zu deren Präsidentin man sie 1903 wählte. 1904 zählte sie zu den Gründerinnen des „Weltbundes für das Frauenwahlrecht". Außerdem tat sich sie mit sozialpolitischen Reformvorschlägen hervor. 1911/1912 unternahm sie zusammen mit der amerikanischen Lehrerin Carrie Chapman Catt (1859–1947) eine Reise um die Welt.

Auf Initiative der deutschen Frauenrechtlerin und Politikerin Anita Augspurg (1857–1943) und der Feministin Lida-Gustava Heymann (1868–1943) sowie auf Einladung von Aletta Jacobs trafen sich vom 28. April bis zum 1. Mai 1915 beim „Frauen-Friedens-Kongreß" in den Haag (Niederlande) 1.136 Frauen aus zwölf Ländern. Die Teilnehmerinnen erhielten Zehntausende von Gruß- und Ermutigungsadressen aus aller Welt.

Nach dem Haager Kongress unternahmen Frauen zahlreiche Agitationsreisen für den Frieden und führten dabei Gespräche mit den Regierungen in 14 Krieg führenden und neutralen Staaten. Zu den Ergebnissen des Kongresses zählten auch die Gründung des „Internationalen Ausschusses für dauernden Frieden", der ab 1919 „Internationale Frauenliga für Frieden und Freiheit" („IFF") hieß, und die Bildung nationaler Komitees in 24 Ländern in den Jahren 1915/1916.

Im August 1915 erhielt Aletta Jacobs aus Großbritannien die Nachricht, die Zeit für eine Vermittlung der neutralen Staaten sei gekommen. Danach reiste sie schon am nächsten Tag in die USA, um auf Anraten der niederländischen Regierung die Ansicht des amerikanischen Präsidenten Woodrow Wilson (1856–1924) zu erfahren und dementsprechende weitere Schritte einzuleiten.

Nach 40-jähriger Erfahrung auf dem Gebiet der Geburten-
beschränkung stellte Aletta Jacobs in ihren Memoiren, die
unter dem Titel „Herinneringen" (1924) erschienen, an
Hand der Zahlen des Statistischen Büros spürbare
Wirkungen der Geburtenkontrolle in den Niederlanden fest:
Die Geburtenziffer sank von 37,6 im Jahre 1880 auf 19,3 im
Jahre 1919 auf je 1.000 Einwohner. Zugleich sank die
Sterblichkeit von 23,5 auf 9,9 auf je 1000 Einwohner.
Trotz all ihrer persönlichen und sachlichen Erfolge führte
Aletta Jacobs ein bescheidenes Leben. Sie setzte sich nie
auffällig in Szene und überließ anderen auf der Tribüne den
Vortritt, da sie eine nie überwundene Scheu vor dem Reden
hatte.
Aletta Jacobs starb am 10. August 1929 im Alter von 75
Jahren in Baarn (Niederlande). Sie hatte sich am Abend des
9. August schlafen gelegt und wurde am nächsten Morgen
von Freunden tot im Bett gefunden.
Die Monatsschrift „Die Frau im Staat" schrieb im
September 1929 im Nachruf über Aletta Jacobs: „Dein Tod
hat die Welt um einen kraftvollen Menschen ärmer
gemacht; möchten aus den Reihen der jungen Generation
bald Frauen hervortreten, die nicht in gleicher, aber in ihrer
und den heutigen Zeitverhältnissen entsprechender Weise
den Kampf für die endliche innere und äußere Befreiung der
Frauen und Völkerverständigung mit gleichem Verständnis,
gleicher Begeisterung und Energie aufnehmen, das wäre die
schönste Ehrung ihres Andenkens."
Seit August 2009 bezeichnet sich eine niederländische
Organisation, die sich für Frauenrechte und Emanzipation
einsetzt sowie ein nationales Archiv und eine Bibliothek
unterhält, als „Aletta, instituut voor vrouwengeschiedenis"
(„Aletta, Institut für Fruaengeschichte").

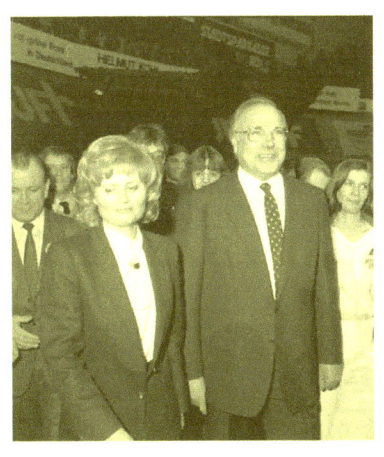

Hannelore Kohl

Die Fürsprecherin
der Hirnverletzten

Zu den „First Ladys" und tüchtigen Politikerfrauen, die in Deutschland etwas im Bereich der Medizin bewegt haben, gehörte Hannelore Kohl (1933–2001), geborene Renner, die Ehegattin Helmut Kohls, der von 1982 bis 1998 Bundeskanzler war. Sie setzte sich seit mehr als einem Vierteljahrhundert tatkräftig für Unfallverletzte mit Schäden des zentralen Nervensystems ein. 1983 gründete sie das „Kuratorium für Unfallverletzte mit Schäden des zentralen Nervensystems" (ZNS) und 1993 die „Hannelore-Kohl-Stiftung", die sich um die Rehabilitation von Hirnverletzten kümmern.

Hannelore Renner kam am 7. März 1933 als einziges Kind des Ingenieurs Wilhelm Renner (1890–1952) und dessen Ehefrau Irene (1897–1979), geborene Merling, in Berlin zur Welt. Ab 1934 wuchs sie in Leipzig auf, wo ihr Vater als Betriebsdirektor und Oberingenieur arbeitete, besuchte von 1939 an die Volksschule und ab 1944 ein Mädchengymnasium. In der Endphase des Zweiten Weltkrieges zog die Mutter mit ihrer Tochter aus dem bombardierten Leipzig nach Döbeln an der Mulde. Dort ging Hannelore in eine Oberrealschule für Jungen mit drei Mädchen in der Klasse. Während des letzten Kriegswinters 1944/1945 erlebte die Elfjährige beim Bahnhofsdienst, den sie jede zweite Woche leisten musste, erschütternde Szenen: Nach Döbeln kamen Züge mit Verwundeten von der russischen Front, denen Hannelore und andere Schüler die Verbände wechselten. Das Mädchen half beim Bergen von Toten und bei der Versorgung von Flüchtlingen, die teilweise wochenlang bei klirrender Kälte in offenen Waggons unterwegs und deren Säuglinge manchmal erfroren waren. Hinzu kamen Bombenangriffe mit verheerenden Folgen.

Anfang Mai 1945 marschierten Mutter und Tochter von Döbeln zu Fuß unter abenteuerlichen Umständen nach Leipzig und trafen sich dort wieder mit dem Vater. Nachdem die Amerikaner am 1. Juli 1945 aus Westsachsen und Thüringen abzogen, um den Russen Platz zu machen, flüchtete die Familie nach Mutterstadt in der Pfalz, wo die Eltern des Vaters lebten. Als sie ankamen, standen sie vor den Trümmern des Hauses von Hannelores Großeltern. Anfangs wohnte die Familie Renner in einer Waschküche, später zog sie mehrfach um.

1948 lernte die 15-Jährige in der Tanzstunde den drei Jahre älteren Helmut Kohl kennen, der bereits 1946 in Ludwigshafen die „Junge Union" mit aus der Taufe gehoben hatte und 1947 in die „Christlich-Demokratische Union" („CDU") eingetreten war. Nach dem Abitur mit 18 wollte Hannelore gerne Mathematik und Physik studieren und träumte davon, Bauingenieur, Statiker oder Architekt zu werden. Doch als wenig später ihr Vater starb, war eine langjährige Ausbildung nicht mehr möglich. Statt dessen studierte sie am Spracheninstitut der Universität Mainz in

Germersheim Englisch und Französisch und finanzierte als Au-pair-Mädchen ein kurzes Studium in Paris.

Im Alter von 21 Jahren trat Hannelore Renner 1953 eine Stelle als Auslandskorrespondentin in der „Badischen Anilin- & Sodafabrik" („BASF") in Ludwigshafen an. Diesen Beruf gab sie auf, als sie 1960 ihren früheren Tanzstunden-Partner Helmut Kohl heiratete. 1963 brachte Hannelore Kohl ihren Sohn Walter zur Welt, 1965 folgte der Sohn Peter.

Helmut Kohl machte in der Politik eine steile Karriere: zunächst als Stadtrat von Ludwigshafen (1960–1966), dann als Landtagsabgeordneter (von 1959 bis 1976) und „CDU"-Fraktionsvorsitzender (von 1963 bis 1969). Er arbeitete als Referent des „Industrieverbandes Chemie" und wurde 1969 zum Ministerpräsidenten von Rheinland-Pfalz gewählt.

Als Gattin des Landeschefs in Mainz übernahm Hannelore Kohl bereits 1971 die Schirmherrschaft der „Neurologischen Klinik Vallendar" des „Bundes Deutscher Hirnbeschädigter". Auch nach der Wahl ihres Mannes am 1. Oktober 1982 zum Bundeskanzler engagierte sie sich weiter für die Hirnverletzten. Dies führte am 21. Dezember 1983 zur Gründung des „Kuratoriums für Unfallverletzte mit Schäden des zentralen Nervensystems" (ZNS) sowie 1993 zur Gründung der „Hannelore-Kohl-Stiftung".

„Jährlich erleiden in Deutschland rund 300.000 Personen Kopfverletzungen bei Unfällen. Das kann jedem von uns passieren, auf der Straße, bei der Arbeit und in der Wohnung", erklärte Hannelore Kohl. Bei etwa einem Drittel der Verletzten werde eine schwere Hirnverletzung diagnostiziert. Viele von ihnen leiden unter lang anhaltenden oder andauernden Schäden. Um die Not dieser Kranken zu mildern, sammelte Frau Kohl bis 1998 mehr als 31 Millionen Mark, mit denen 60 Kliniken unterstützt sowie Forschung und Behandlung in allen Bundesländern gefördert wurden.

1995 verlieh die Medizinische Fakultät der „Ernst-Moritz-Arndt-Universität Greifswald" Hannelore Kohl in Würdigung ihrer „engagierten Leistungen zur Förderung der Neurowissenschaften, insbesondere der Forschung im Bereich der Rehabilitation Hirnverletzter", die Würde eines Doktors der Medizin ehrenhalber. 1971 erhielt sie von der „Deutschen Gesellschaft für Unfallchirurgie" die „Goldene Ehrennadel", die höchste Auszeichnung für Nichtmitglieder der Gesellschaft,

Die Gattin des Bundeskanzlers sorgte mit vielen eigenen Ideen dafür, dass Geld für die Hilfsmaßnahmen in die Kasse kam. Dafür mühte sie sich selbst bei Kleinveranstaltungen mit Kindern und Vereinen ab. Als treue Verbündete haben sich Firmen-Sponsoren, der „Mitteldeutsche Rundfunk" („MDR"), Verlage und Organisationen erwiesen.

1987 verlieh die amerikanische „First Lady" Nancy Reagan der deutschen Kanzlergattin den „USO-Award", eine Auszeichnung der „United Services Organisation". Damit wurde Hannelore Kohls Engagement für die Familien der in Deutschland stationierten US-Soldaten gewürdigt. 1988 hat man Hannelore Kohl mit dem Verdienstorden des Landes Rheinland-Pfalz ausgezeichnet.

Obwohl sie den Platz auf dem Podium ihrem Mann überließ, war Hannelore Kohl nicht öffentlichkeitsscheu. Als Frau des Bundeskanzlers begegnete sie Kaisern, Königen, Staatspräsidenten, vielen bedeutenden Politikern und anderen Persönlichkeiten. Politische Beobachter meinten, nie habe eine Frau die ehrenamtliche Aufgabe an der

Seite eines Regierungschefs besser erfüllt als Frau Kohl. Eine Forsa-Umfrage im Auftrag der Münchener Illustrierten „Bunte", die im Februar 1998 veröffentlicht wurde, ergab, dass die meisten Deutschen Hannelore Kohl sympathisch fanden.

Bei ihren inzwischen rund 30 Auftritten im Fernsehen – darunter „Boulevard Bio" und „Wetten dass ...?" – machte Hannelore Kohl stets eine gute Figur. Sie präsentierte sich schlagfertig und als sympathische Anwältin für die Anliegen des „Kuratoriums für Unfallverletzte mit Schäden des zentralen Nervensystems". Den Durchbruch auf dem Bildschirm schaffte sie am 23. April 1986 in der TV-Sendung „Ich stelle mich" im 3. Programm des „Westdeutschen Rundfunks" („WDR 3").

Auch was ihre Hobbys anbelangte, war Hannelore Kohl eine ungewöhnlich vielseitige Frau. Sie las gerne Biographien und Romane mit zeitgeschichtlichem Hintergrund, schaute sich vor allem Fernsehsendungen über Zeitgeschichte, Kultur, Wissenschaft und Natur an und interessierte sich für Malerei, Musik und Fußball.

Im Februar 1999 wurde Hannelore Kohl von Bundespräsident Roman Herzog „für ihren Einsatz für hirnverletzte Unfallopfer" mit dem „Verdienstkreuz der Bundesrepublik Deutschland" ausgezeichnet.

Seit 1993 litt Hannelore Kohl an einer äußerst seltenen, medizinisch kaum erforschten, unheilbaren schmerzhaften Lichtallergie. Diese Krankheit zwang sie nach einem Rückschlag, die letzten 15 Monate ihres Lebens im Privathaus der Familie in Ludwigshafen ohne jedes Tageslicht zu verbringen. Jeder Sonnenstrahl bereitete ihr Schmerzen. Nur nach Eintritt völliger Dunkelheit konnte sie das Haus verlassen. Zuletzt musste sie immer stärkere

Schmerzen und eine zunehmende körperliche Schwäche ertragen sowie starke Schmerzmittel einnehmen.

Am 5. Juli 2001 gegen 11.15 Uhr wurde Hannelore Kohl tot in ihrem Wohnhaus im Ludwigshafener Stadtteil Oggersheim gefunden. Aus Abschiedsbriefen an ihren Mann und ihre Söhne ging hervor, dass sie wegen ihrer hoffnungslosen gesundheitlichen Lage freiwillig aus dem Leben geschieden war.

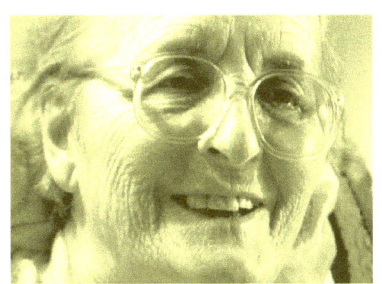

Elisabeth Kübler-Ross

Sie linderte
die Furcht vor dem Tod

Als berühmteste Sterbeforscherin der Welt gilt die aus der Schweiz stammende amerikanische Psychiaterin Elisabeth Kübler-Ross (1926–2004), geborene Kübler. Die Wissenschaftlerin befasste sich mehr als drei Jahrzehnte lang mit dem Sterben und dem Leben danach. Durch ihre therapeutische Arbeit mit Sterbenden trug sie dazu bei, eine der größten Ängste der Menschheit zu lindern: die Furcht vor dem Tod. Sie begleitete Tausende von Menschen beim Sterben und initiierte allein in den USA rund 2.500 Sterbehospize.

Elisabeth Kübler wurde am 8. Juli 1926 als eine der Drillinge des protestantischen Kaufmanns Ernst Jakob Kübler in Zürich geboren. Ihre Mutter Emma, geborene Villiger, hatte sich nach dem erstgeborenen Sohn Ernst noch eine Tochter gewünscht. Zur großen Überraschung der Eltern kamen gleich drei Mädchen zur Welt. Die beiden ersten, Elisabeth und Erika, wogen nur zwei Pfund, danach folgte als letzte die sechseinhalb Pfund schwere Eva. 1930 verließ die Familie Kübler ihre Stadtwohnung in Zürich und zog in das Dorf Meilen am Zürichsee, wo sie ein Landhaus gemietet hatte.

Bereits als Kind entwickelte sich Elisabeth zur Tierfreundin. Gegen Ende ihrer Kindergartenzeit schenkte ihr ein aus Afrika zurückgekehrter Freund der Familie einen kleinen Affen namens „Chicito". Im Keller ihres Elternhauses richtete sie eine Notfallstation für verletzte Vögel, Frösche und Schlangen ein. Zudem betreute sie die von ihren Eltern gehaltenen Kaninchen, die zu ihrem Entsetzen als Braten endeten.

In der Schule glänzte Elisabeth in Mathematik und Sprachen. Oft verteidigte sie schwache, hilflose oder behinderte Kinder, die sich nicht selbst wehren konnten, gegen Angriffe böser Schuljungen. Bereits als Kind gab man ihr wegen ihrer ungewöhnlichen Hilfsbereitschaft den Spitznamen „dr Pestalozzi". Als ein Pfarrer einmal im Unterricht die Köpfe ihrer Schwester Eva und einer Klassenkameradin zusammenstieß, warf Elisabeth ihm ihr Psalmbuch ins Gesicht, schrie ihm entgegen, dass er nicht praktiziere, was er sage, und rannte aus der Schule.

Nach dem Abschluss der Sekundarschule im Frühjahr 1942 wollte Elisabeth gern Medizin studieren und Ärztin werden, doch ihr Vater plante, sie in seiner Bürobedarfshandlung als Sekretärin und Buchhalterin zu beschäftigen. Sie lehnte dies ab, arbeitete aus Trotz als Hausmädchen bei einer Professorenwitwe mit drei Kindern in Romilly am Genfer See, kündigte sie wegen fortgesetzter schlechter Behandlung zu Weihnachten 1942 und kehrte zu ihren Eltern zurück.

Kurz danach arbeitete die 17-Jährige als Laborantin eines biochemischen Forschungslabors in Feldmeilen, fuhr bald jede Woche zwei Tage nach Zürich, lernte in der

114

Berufsschule Chemie, Physik und Mathematik und war die Klassenbeste. Als das Forschungslabor Bankrott machte, verschaffte sich Elisabeth im Spätsommer 1943 eine Lehrstelle in der dermatologischen Abteilung des Zürcher Kantonsspitals.

Während ihrer Lehrzeit und später während ihres Studiums nahm Elisabeth mehrfach an freiwilligen Hilfseinsätzen des „Internationalen Friedensdienstes" („IFD") im Ausland teil. Im Juni 1946 bestand sie ihre Laborantenprüfung, und einen Monat später arbeitete sie in der Augenklinik der Universität Zürich. 1947 nahm sie an einem Hilfseinsatz des „IFD" in Polen teil, besuchte das ehemalige Konzentrationslager („KZ") Maidanek und sah dort ergriffen von Kindern in die Wände gekratzte Schmetterlinge.

Ab Herbst 1950 büffelte Elisabeth Kübler ein Jahr lang jeweils nach ihrem Dienst in der Augenklinik nachts für die Prüfung zur „Matura" (Abitur), die sie im Herbst 1951 bestand. Ihre Schwester Erika und deren Ehemann Ernst liehen ihr 500 Franken, die sie für eine neue Küche gespart hatten, für die Prüfungsgebühr. Nach mehrjährigem Studium an der medizinischen Fakultät der Universität Zürich promovierte Elisabeth im Herbst 1957 zur Ärztin.

Am 7. Februar 1958 heiratete Elisabeth Kübler den amerikanischen Arzt und Studienkollegen Dr. med. Emanuel („Manny") Robert Ross (1928–1991), der seit 1952 in Zürich lebte. Im Juni jenes Jahres siedelte sie mit ihm in die USA über. Aus der Ehe, die 1976 geschieden wurde, gingen 1960 der Sohn Kenneth und 1963 die Tochter Barbara hervor.

In New York City arbeitete Elisabeth Kübler-Ross zunächst am „Glen Cove Community Hospital", dann am „Baby Hospital" des „Columbia Presbyterian Medical Center", ab

Juli 1959 in der psychiatrischen Abteilung des „Manhattan State Hospital", wo sie sich nach drei Jahren als Fachärztin für Psychiatrie qualifizierte, und am „Montefiori Hospital". 1962/1963 wirkte sie am „Psychopathic Hospital" in Denver (Colorado) und danach bis 1965 als Dozentin für Psychiatrie am „Colorado General Hospital" in Denver.

Über das Thema „Sterben und Tod" sprach Elisabeth Kübler-Ross erstmals bei einer Vorlesung an der „University of Colorado" in Denver. Zwischen 1965 und 1970 fungierte sie als Assistenz-Professor am „Billings Hospital" der „University of Chicago" (Illinois). Anschließend stieg sie zum medizinischen Direktor am „Family Service and Mental Health Center of South Cook County, Chicago Heights" in Illinois auf.

Systematische Forschungen über Sterben und Tod machten Elisabeth Kübler-Ross bald weithin bekannt. Schwerkranke und Sterbende wirkten als eigentliche „Lehrer" des Forschungsbereiches Sterben und Tod. Elisabeth führte Interviews mit unheilbar kranken Menschen und sprach sie dabei direkt auf ihre Gefühle und Gedanken zu Tod und Sterben an. Anfangs reagierten vor allem Ärzte negativ auf diese Methode. Positiv war dagegen die Reaktion schwerkranker Patienten. Von 200 Todkranken nutzten 198 die Möglichkeit zu einer Aussprache.

Bei Vorträgen und Workshops gab Elisabeth Kübler-Ross weltweit Ärzten, Pflegekräften, Sozialarbeitern und Seelsorgern wertvolle Anregungen für den Umgang mit sterbenden und trauernden Menschen. Ihre wichtigste Botschaft war, die Helfenden sollten zuerst ihre eigenen Ängste und Lebensprobleme („unerledigte Geschäfte") so weit wie möglich klären, bevor sie sich Menschen am Lebensende hilfreich zuwenden konnten. In den Seminaren wurden nicht nur Erkenntnisse über die Verhaltensweisen Sterbender, sondern auch Hinweise über die praktische Hilfe am Krankenbett gegeben.

Elisabeth Kübler-Ross regte in den USA so genannte „Hospices" an, in denen Sterbende bis zu ihrem Ableben liebevoll gepflegt wurden. Auf ihre Initiative entstand 1982 in Washington das „Children's Hospital International" für todkranke Kinder.

Die neue Einstellung gegenüber Sterben und Tod trug zum Erfolg der mehr als 25 Bücher in rund 30 Sprachen von Elisabeth Kübler-Ross bei. Zu ihren bekanntesten Werken gehören „On Death and Dying" („Interviews mit Sterbenden", 1969), „Questions and Answers on Death and Dying" („Was können wir noch tun?", 1974), „Death – the Final Stage of Growth" („Reif werden zum Tode", 1975), „Living with Death and Dying" („Verstehen, was Sterbende sagen wollen. Einführung in ihre symbolische Sprache", 1982), „Working it through" („Befreiung aus der Angst", 1982), „On Children and Death" (1983, deutsch: „Kinder und Tod", 1984), „Über den Tod und das Leben danach" (1984), „Die unsichtbaren Freunde" (1985) und „AIDS – The Ultimate Challenge" („AIDS – Herausforderung zur Menschlichkeit, 1987).

In ihrem Buch „Interviews mit Sterbenden" beschrieb Elisabeth Kübler-Ross – basierend auf Erfahrungen von rund 200 sterbenden Patienten in den USA – fünf Phasen des Sterbens:

1. Nichtwahrhabenwollen und Isolierung: In dieser Phase wird die Krankheit zuerst vom Patienten geleugnet. Er meint beispielsweise, der Arzt habe sich bei seiner Diagnose geirrt.

2. Zorn: In dieser Phase ist der Patient neidisch auf

Weiterlebende. Dies löst Wutausbrüche gegen Schwestern, Pfleger, Ärzte und Angehörige aus, die nicht an seiner Krankheit leiden,

3. Verhandeln: In dieser flüchtigen Phase reagiert der Patient wie ein erst zorniges, dann verhandelndes Kind, das mit häuslichen Tätigkeiten eine Belohnung (längere Lebensspanne und Freiheit von Schmerzen erhandeln möchte.

4. Depression: In dieser Phase werden Zorn und Wut durch zwei Formen von Verzweiflung und Verlust abgelöst. Die erste Form bezieht sich beispielsweise auf einen bereits erfolgten Verlust eines Körperteils nach einer Operation, das Geld für das Krankenhaus und die Verantwortung für die Familie. Die zweite Form kümmert sich um einen drohenden Verlust wie den Tod oder die Abwesenheit im Leben der Verwandten.

5. Akzeptanz: In dieser Phase erwartet der Patient den Tod. Er ist nun frei von Gefühlen, sein Kampf gegen die schwere Krankheit ist vorbei, der Schmerz vergangen und er will nichts mehr von den Problemen der Außenwelt erfahren. Angehörige können nun am Besten durch stummes Zuhören helfen.

1977 hob Elisabeth Kübler-Ross die Arbeits- und Begegnungsstätte „Shanti Nilaya" („Haus des Friedens") in San Diego (Kalifornien) aus der Taufe. Weitere Gründungen in anderen Bundesstaaten der USA und im Ausland folgten.

Renommierte Universitäten und Colleges verliehen Elisabeth Kübler-Ross für ihre weltweit geschätzte wissenschaftliche Arbeit zwischen 1974 und 1996 insgesamt 23 Ehrendoktortitel. Außerdem erhielt sie mehr als 70 nationale und internationale Auszeichnungen. 1999 wählte die amerikanische Zeitschrift „TIME Magazine" die Sterbeforscherin unter die 100 größten Wissenschaftler und Denker des 20. Jahrhunderts.

Für ihr Frühwerk – vor allem für die Beschreibung der fünf Sterbephasen – erntete Elisabeth Kübler-Ross viel Anerkennung. Ihr Spätwerk dagegen bescherte ihr in Fachkreisen vermehrt Kritik. Man warf ihr vor, sie sei zunehmend esoterischer und unwissenschaftlicher geworden. Auf wenig Gegenliebe stieß ihre Behauptung, ein Leben nach dem Tod und die Reinkarnation seien „wissenschaftlich bewiesen". Man warf ihr sogar vor, sie habe das Sterben und den Tod verharmlost und beschönigt. In ihrem Klausurzentrum in Escondido (Kalifornien') habe sie spiritistische Sitzungen durchgeführt und sich von der Wissenschaft entfernt. Angekreidet hat man ihr auch, dass sie für das umstrittene Buch „Reinkarnation aktuell. Kinder beweisen ihre Wiedergeburt" des Esoterikers Trutz Hardo das Vorwort schrieb.

Anfang Juli 1983 erwarb Elisabeth Kübler-Ross eine 120 Hektar große Farm in Head Waters (Virginia). In den 1980-er Jahren wandte sie sich vor allem dem Problem der Immunschwächekrankheit „acquired immune deficiency syndrome" („AIDS") zu. 1985 gab sie bekannt, sie wolle in Head Waters ein „AIDS"-Hospital für Babys einrichten, gab dies jedoch wegen starker Widerstände bald wieder auf. Gegner ihres Vorhabens schossen damals in ihre Fenster, töteten ihre Haustiere und schickten ihr Drohbriefe.

Im Juli 1990 feierte Elisabeth Kübler-Ross offiziell die Eröffnung des „Elisabeth Kübler-Ross-Zentrums" in Head Waters. Am 6. Oktober 1994 brannte ihr Haus in Head Waters während ihrer Abwesenheit bis auf Grundmauern nieder. In den Flammen ging ihr ganzer persönlicher Besitz,

119

darunter 20.000 Fallgeschichten, die sie während der Forschungsarbeit über das Leben nach dem Tod gesammelt hatte, verloren.

Danach zog Elisabeth Kübler-Ross nach Scottsdale (Arizona) in ein Lehmziegelhaus mitten in der Wüste. 1995 erlitt sie mehrere Schlaganfälle. Ihre Ärzte rieten ihr deswegen, auf den Genuss von Zigaretten, Kaffee und Schokolade zu verzichten. 1997 erschien ihre Autobiographie „Das Rad des Lebens", die sie in Erwartung ihres Todes als ihr letztes Buch betrachtete.

Doch bald fasste die weltberühmte Schweizer Sterbebegleiterin, deren ganze linke Seite gelähmt war, neuen Lebensmut. Zur Besserung ihres schlechten Gesundheitszustandes trug ein Heiler namens Joseph bei, der ihr beibrachte, sich ihrem Schicksal zu ergeben, Geduld zu lernen und sich selbst zu lieben. Eines Tages konnte sie sogar ohne Rollstuhl und ohne Gehhilfe aufstehen.

Bei einem Interview mit Jean-François Duval für die Zeitschrift „Brückenbauer" verriet Elisabeth Kübler-Ross 1987, sie sei früher nur glücklich gewesen, wenn sie geben konnte und nun könne sie nicht mehr geben. Wenn sie etwas wert gewesen sei, dann nur durch ihre Arbeit. Mit dieser Idee sei sie aufgewachsen. In der Schweiz sei sie nach dem Grundsatz erzogen worden: arbeiten, arbeiten, arbeiten. Die richtige Mischung sei aber: halb arbeiten, halb tanzen. Sie selbst habe zu wenig gespielt und zu wenig getanzt. Nach ihrem Gehirnschlag sei sie nichts mehr gewesen und habe nur noch gehofft, zu sterben. Doch jetzt könne sie in die Küche gehen, sich eine Tasse Kaffee oder das Frühstück aus dem Kühlschrank holen. Dem „Brückenbauer"-Interviewer erzählte Elisabeth Kübler-Ross, sie habe an einem Zehn-Kilometer-Rennen für Rollstuhlfahrer in Phoenix (Arizona) teilgenommen. Nach dieser Wohltätigkeitsveranstaltung mit Zehntausenden von Besuchern habe sie sich für das nächste Rollstuhlfahrerrennen angemeldet.

Auch im höheren Alter veröffentlichte Elisabeth Kübler-Ross noch weitere Bücher. Zu ihren späten Werken zählen „AIDS – Herausforderung zur Menschlichkeit" (2001), „Befreiung von der Angst" (2001), „Geborgen im Leben – Wege zu einem erfüllten Dasein" (2001), „Der Dougy-Brief. Worte an ein sterbendes Kind" (2003), „Kinder und Tod" (2003), „Was können wir noch tun?" (2003), „Erfülltes Leben, würdiges Sterben" (2004),„Reif werden zum Tode" (2004), „Verstehen, was Sterbende sagen wollen" (2004) und „Dem Leben neu vertrauen" (2006).

Unter dem Titel „Elisabeth Kübler-Ross: Dem Tod ins Gesicht sehen" (2002) drehte der schweizerische Regisseur Stefan Haupt einen sehenswerten Dokumentarfilm über die Psychiaterin und Sterbebegleiterin. Dieser 95-minütige Streifen ist als DVD bei „Amazon" erhältlich. In dem Film erklärte Elisabeth Kübler-Ross: „Heute bin ich sicher, dass es ein Leben nach dem Tod gibt. Und dass der Tod, unser körperlicher Tod, einfach der Tod des Kokons ist. Bewusstsein und Seele leben auf einer anderen Ebene weiter. Ohne jeden Zweifel."

Besonders angetan war Elisabeth Kübler-Ross von der kleinen, heimwehkranken Hauptfigur aus dem Film „E. T. – der Außerirdische" (1982) des amerikanischen Regisseurs Steven Spielberg. Dieser Streifen, in dem die siebenjährige Schauspielerin Drew Barrymore als niedliche „Gertie" den drolligen „E. T." das Sprechen lehrte und ihm Küsschen gab, rührte die ganze Welt. Den Film über „E. T." schaute sich Elisabeth oft auf Kassette an. Ihren Besuchern fiel auf, dass sich ihrem Haus etliche Figuren von „E. T." befanden.

Mit Erlaubnis von Steven Spielberg ließ sie sogar auf mehrere hundert Luftballons einen „E. T." aufdrucken und wünschte sich, dass ihr Sohn diese Ballons fliegen lassen solle, wenn sie tot sei. Das werde ein Fest, meinte sie.

Nach mehreren Schlaganfällen wartete Elisabeth Kübler-Ross in ihrem Haus in Scottsdale in der Wüste von Arizona auf den Tod. Sie führte sie ein einsames Leben und litt häufig unter großen Schmerzen. Am Dienstagabend, 24. August 2004, erfüllte sich ihr Wunsch zu sterben, als sie im Alter von 78 Jahren ihr Leben aushauchte.

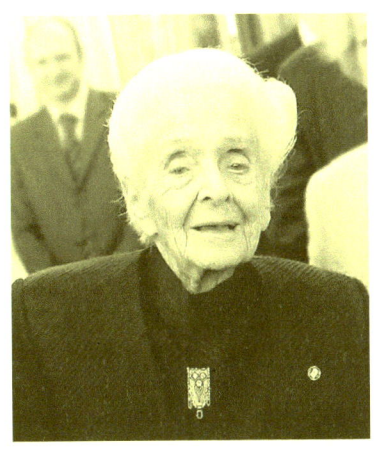

Rita Levi-Montalcini

Die erfolgreiche
amerikanische
Embryologin

Amerikas bedeutendste Embryologin ist die aus Italien stammende Neurobiologin Rita Levi-Montalcini. Die kleine energiegeladene Frau, der die Kraft eines Vulkans nachgesagt wird, wirkt seit sechs Jahrzehnten unermüdlich für die Wissenschaft. Für ihre Pionierarbeit in der Nervenforschung erhielt sie im Alter von 77 Jahren den „Nobelpreis für Chemie".

Rita Levi-Montalcini und ihre Zwillingsschwester Paola kamen am 22. April 1909 als Töchter des jüdischen Ingenieurs und Mathematikers Adamo Levi und seiner Ehefrau Adele Montalcini in Turin zur Welt. Vor den Zwillingen sind 1902 bereits der Bruder Gino und 1904 die Schwester Nina geboren worden. Die Eltern führten eine glückliche Ehe und stritten sich fast nie.

Rita war ein scheues Kind, das sich bei Tageslicht vor Erwachsenen und bei Dunkelheit vor Gespenstern fürchtete. Wegen seines Schnauzbartes wollte sie ihren Vater nicht küssen. Ungern ging sie mit dem Kindermädchen im Park spazieren, weil sie die schlechteste beim Seilspringen,

Hüpfen und Ballspielen war und es nicht mochte, nach dem Beruf des Vaters und ihrer Religion gefragt zu werden.

In der Grundschule, die Rita gerne besuchte, erhielten Mädchen und Jungen getrennt Unterricht. Als der Wechsel auf die Mittelschule möglich wurde, entschied der Vater, seine Töchter dürften nur die höhere Mädchenschule besuchen, obwohl von dort keine Möglichkeit für den Wechsel an die Universität bestand. Wenn es nach den Eltern gegangen wäre, sollten die Mädchen Hausfrau und Mutter werden.

Als das Kindermädchen Giovanna, das für Rita eine Art zweite Mutter darstellte, unheilbar an Krebs erkrankte, beschloss die 19-Jährige, Medizin zu studieren, um eines Tages die Frau heilen zu können. Obwohl Giovanna starb, verfolgte Rita unbeirrt weiter ihr Ziel und vertrat ihren Wunsch gegenüber dem Vater so energisch, dass dieser einwilligte.

Ab Februar 1929 büffelten Rita und ihre anderthalb Jahre jüngere Kusine Eugenia in Privatkursen zweier Professoren acht Monate lang zusammen Latein, Griechisch und Mathematik sowie andere Fächer ohne Gelehrtenhilfe, um als externe Kandidatinnen die Hochschulreife zu erwerben. Beide bestanden die Prüfung, obwohl Rita in Geographie versagt hatte, weil sie nicht die leiseste Ahnung vom Golfstrom besaß.

Von 1930 an studierte Rita Levi-Montalcini Medizin an der Universität Turin. Nach ihrem Examen wollte sie sich 1936 auf Neurologie und Psychiatrie spezialisieren. Doch damals verabschiedete der faschistische Diktator Benito Mussolini (1883–1945) ein Manifest zur Rassenfrage, das „Nichtariern" den beruflichen Aufstieg und die akademische Karriere verbaute. Rita verlor ihre Assistenzstellen am

„Anatomischen Institut" und der „Neurologischen Klinik" sowie das Recht, als Ärztin zu arbeiten.

Aus diesem Grund wich Rita Levi-Montalcini 1939 an das „Neurologische Institut" in der belgischen Hauptstadt Brüssel aus, kehrte aber 1940 nach dem dortigen Einmarsch deutscher Truppen zu ihrer Familie nach Turin zurück. Um forschen zu können, errichtete sie in ihrem Schlafzimmer ein Behelfslabor. Als Turin immer stärker bombardiert wurde, fand die Familie in einem Landhaus in den nahen Astigiono-Bergen Unterschlupf.

Nach dem Einmarsch deutscher Truppen in Italien im Herbst 1943 erschien den Levi-Montalcinis das Versteck in den Bergen unsicher. Sie flüchteten nach Florenz und warteten – mit falschen Ausweisen und von guten Freunden in einer Wohnung versteckt – auf das Ende des Zweiten Weltkrieges. Im August 1944 vertrieben amerikanische und britische Truppen die deutschen Besatzer aus Florenz.

Ab September 1944 arbeitete Rita Levi-Montalcini als Schwester und Ärztin in einem Flüchtlingslager. Im Mai 1945 kehrte die Familie nach Turin zurück, wo Rita wieder Assistentin am Anatomischen Institut wurde und ein Studium der Biologie begann. Im Herbst 1947 nahm sie eine Stelle an der „Washington University" in St. Louis (USA) an. Ab 1951 erforschte sie an der zoologischen Abteilung dieser Universität im Labor des aus Deutschland stammenden Zellforschers Viktor Hamburger die Funktion des Nervensystems.

Mit der Entdeckung des Nervenwachstumsfaktors „NGF" („Nerve Growth Factor") in den 1950-er Jahren konnte Rita Levi-Montalcini ein neues Kapitel in der Erforschung des Nervensystems aufschlagen. Im Mittelpunkt ihrer Arbeit stand die Frage, wie die Nachrichtenübertragung im Körper funktioniert, beispielsweise zwischen einem Stich in die Fingerkuppe und dem Millisekunden später empfundenen Schmerz.

Um der Kommunikation von Zellen auf die Spur zu kommen, implantierte Rita Levi-Montalcini Hühnerembryonen Krebszellen aus Mäusen ein. Sie beobachtete, dass die Nervenzellen in den Embryonen übermäßig wuchsen und entdeckte 1952, dass der Tumor einen Wachstumsfaktor absonderte, den „NGF".

Ritas Laborkollege Stanley Cohen lüftete das Rätsel der komplizierten Nachrichtenübertragung im Körper weiter. Er stieß auf eine weitere biologisch aktive Substanz, den epidermalen Wachstumsfaktor „EGF", der die Heilung von Wunden beschleunigt. Damit war die Grundlage für die Isolierung einer ganzen Reihe von Wachstumsfaktoren geschaffen und ein wichtiger Schritt in der Krebsforschung getan. Experten betrachten eine gestörte Kommunikation zwischen den Zellen als eine der Hauptursachen für die Entstehung bösartiger Tumoren.

Von 1958 bis 1977 lehrte Rita Levi-Montalcini als Professorin an der biologischen Fakultät der „Washington-University" in St. Louis. Ab 1961 baute sie in Rom eine Forschungseinheit auf und begann dort eine Zusammenarbeit mit der Universität in St. Louis. Sie lebte jeweils ein halbes Jahr in Rom und in St. Louis. 1969 wurde sie Direktorin des „Instituts für Zellbiologie" des „Nationalen Forschungsrates" in Rom. Nach ihrer Pensionierung als Universitätsprofessorin 1977 zog sie ganz nach Rom und gab 1979 den Posten als Direktorin ab.

1986 wurde Rita Levi-Montalcini zusammen mit dem amerikanischen Biochemiker Stanley Cohen, der 1953 zu ihrer Arbeitsgruppe gestoßen war, der „Nobelpreis für

Physiologie und Medizin" zuerkannt. Diese hohe Auszeichnung erhielt sie für ihre Forschungsarbeiten zur Isolierung und Chararakterisierung des Nervenwachstums.

Den mit dem Nobelpreis verbundenen Geldbetrag stellte Rita Levi-Montalcini großzügigerweise dem wissenschaftlichen Nachwuchs in ihrem Spezialgebiet zur Verfügung. Sie erklärte, der Nobelpreis werde ihr Leben nicht verändern. Sie werde weiterarbeiten wie bisher.

Bereits vor der Verleihung des Nobelpreises hatte Rita Levi-Montalcini mehrere Auszeichnungen erhalten. Neben ihrer Arbeit im Labor des von ihr geleiteten „Instituts für Zellbiologie" in Rom, Versammlungen, Konferenzen und Vorträgen fand sie noch Zeit, um sich im sozialen Bereich zu engagieren. Unter anderem fungierte sie als Präsidentin der italienischen „Multiple-Sklerose-Gesellschaft".

1988 erschien die Autobiographie Rita Levi-Montalcinis „In Praise of Imperfection". Die „Eiserne Lady der Wissenschaft" besitzt die italienische und amerikanische Staatsangehörigkeit. Noch mit 85 Jahren kam sie jeden Tag in das Institut für Neurobiologie.

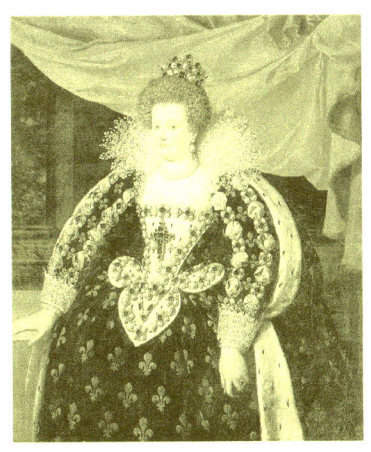

Maria von Medici

Die Gründerin
der Charité

Durch die Gründung der Charité als Krankenhaus und Pflegeanstalt für Bedürftige ging die französische Königin Maria von Medici (1573–1642) in die Geschichte der Medizin ein. Der französische Begriff „Charité" ist von dem lateinischen Wort „caritas" (deutsch: „Barmherzigkeit") abgeleitet. Damit bezeichnete man früher Kranken- und Pflegeanstalten, in denen die ärmere Bevölkerung kostenlos ärztlich behandelt wurde.

Maria von Medici kam am 26. April 1573 im Palazzo Pitti in Florenz (Italien) zur Welt. Ihre Eltern waren Franz I. von Medici (1541–1587), der 1574 Großherzog der Toskana wurde, und dessen Ehefrau, die Erzherzogin Johanna von Österreich (1547–1578). In der Literatur findet man die Namen Maria de' Medici (apostrophierte Form von Maria dei Medici), Marie de Médicis (französisch) und Maria von Medici (deutsch).

Maria war das sechste von acht Kindern ihrer Eltern. Drei Geschwister waren bereits im Kleinkindalter vor Maria gestorben. Ihre Mutter Johsnn starb im April 1578 im

Kindbett und das neugeborene achte Kind verlor sofort das Leben.

Bereits während seiner Ehe mit der Erzherzogin Johanna von Österreich hatte Franz I. die aus Venedig stammende Bianca Cappello (1548–1587) zur Geliebten genommen. Diese war 1563 im Alter von 15 Jahren mit ihrem florentinischen Geliebten Pietro Bonaventuri (1546–1570) von zu Hause fortgelaufen und hatte eine Tochter namens Virginia geboren. Kurz danach wurde sie die Geliebte von Franz I., der ihren ersten Geliebten 1570 ermorden ließ.

Bianca Cappello fasste um 1576 den Plan, eine Schwangerschaft vorzutäuschen. Sie fand drei schwangere Frauen, die sich dazu bereit erklärten, im Falle der Geburt eines Sohnes diesen sofort Bianca zu überlassen. Mit Hilfe einer Hebamme simulierte Bianca eine Geburt und schließlich befand sich ein neugeborener Säugling namens Antonio (1576–1621) im Palast. Zufällig starben die Hebamme udn die drei engagierten Leihmütter kurz darauf. Franz I. soll von diesem Betrug nichts gewusst, aber Gerüchte hierüber gehört haben.

Bald nach dem Tod seiner Ehefrau Johanna heiratete Franz I. 1579 seine Mätresse Bianca Cappello. Fortan wuchs Maria gemeinsam mit ihren drei noch lebenden Geschwistern Eleonora, Anna und Filippo getrennt von ihrem Vater im Palazzo Pitti auf. Während ihrer wenig glücklichen Kindheit starben 1582 ihr Bruder Filippo und 1584 ihre Schwester Anna.

Nach der Heirat ihrer einzigen verbliebenen Schwester Eleonora 1584 mit dem späteren Herzog Vincenzo I. Gonzaga von Mantua (1562–1612) wählte man die 16-jährige Leonora Dori (Leonora Galigaï) als Ziehschwester der neunjährigen Maria. Diese wurde bald eine enge

Freundin und spielte in ihrem Leben eine wichtige Rolle. Die beiden Mädchen und der Stiefbruder Antonio von Maria erhielten eine gute Bildung.

Maria war 14 Jahre alt, als ihr Vater Franz I. am 19. Oktober 1587 und am Tag darauf auch dessen Ehefrau Bianca Cappello starben. Man munkelte, beide seien Opfer eines Giftmordes geworden. Als Drahtzieher des vermeintlichen Giftmordes verdächtigte man den Kardinal Ferdinando I. von Medici (1549–1609), den jüngeren Bruder von Franz I. und Onkel von Maria. Weil Ferdinando I. seine Schwägerin und eventuelle Erbregentin gehasst hatte, veranlasste er, dass sie nicht mit Franz I. zusammen bestattet werden durfte.

Neuer Großherzog der Toskana wurde Ferdinando I. von Medici, der fortan auch als Vormund von Maria fungierte. Ferdinando brachte seiner Enkelin Maria mehr Zuneigung als deren eigener Vater entgegen. Auch Christine von Lothringen (1565–1635), die er 1589 heiratete, entwickelte sich zur guten Freundin von Maria.

In ihrer Jugend war Maria ein hübsches Mädchen mit regelmäßigen Zügen, hoher Stirn, hellbraunen Haaren, grauen Augen und heller Haut. Sie erhielt Unterricht in Naturwissenschaften, genoss eine Ausbildung in Musik und Malerei, interessierte sich sehr für Edelsteine und hatte ihr ganzes Leben lang eine Vorliebe für die Kunst.

Als eine der reichsten Erbinnen in Europa war Maria eine gute Partie. Trotzdem soll die Suche nach einem Gemahl nicht leicht gewesen sein, weil Maria angeblich nur einen König ehelichen wollte, nachdem ihr eine Nonne eine Krone prophzeit hatte.

Entscheidende Gespräche wegen einer Eheschließung von Maria erfolgten mit dem zum katholischen Glauben konvertierten französischen König Heinrich IV. (1533–1610). Dieser war zwar noch mit Margarete von Valois (1553–1615) verheiratet, aber wegen deren Unfruchtbarkeit wurde bereits eine Annulierung der Ehe erwogen. Ein wichtiger Grund für eine Verbindung von Heinrich IV. und Maria von Medici waren hohe Schulden, die der König bei den Medicis gemacht hatte. Die zu erwartende üppige Mitgift von Maria ließ Frankreich auf eine große Entschuldung hoffen.

Anfangs dachte Heinrich IV. offenbar noch ernsthaft über eine Heirat mit seiner Mätresse Gabrielle d'Estrées (um 1570–1599) nach, doch in diesem Fall wollte seine Ehegattin Margarete einer Auflösung ihrer Ehe nicht zustimmen. Erst der plötzliche Tod von Gabrielle d'Estrées am 10. April 1599 und die Auflösung von Heinrichs Ehe durch Papst Clemens ermöglichten das lange angestrebte Eheprojekt.

Bald nach dem Tod von Gabrielle verliebte sich Heinrich IV. in Catherine Henriette de Balzac d'Entragues (1579–1633). Letztere brachte den König dazu, ihr schriftlich die Ehe zu versprechen. Bedingung war allerdings, dass sie innerhalb von sechs Monaten schwanger würde und einen Sohn gebären sollte. Doch sie erlitt eine Fehlgeburt.

Am 25. April 1600 unterzeichnete man den Heiratsvertrag zwischen Maria von Medici und König Heinrich IV. von Frankreich. Ferdinando I. von Medici versprach seiner Nichte eine Mitgift von 600.000 Gold-Écu, von der die Hälfte zur Tilgung der Schulden von Heinrich IV. verwendet werden sollte. Die Eheschließung erfolgte am 5. Oktober 1600 in der Kathedrale von Florenz. König Heinrich IV. ließ sich bei dieser Zeremonie durch Herzog Roger de Bellegarde (1525–1579) vertreten. Es handelte sich um eine so genannte Heirat per procurationem, die damals bei Fürstenheiraten nicht als ungewöhnlich galt.

Am 17. Oktober 1600 segelte Maria mit 17 Galeeren, einem großen Gefolge von 2.000 Personen, ihrem Schmuck und ihrer Mitgift von Livorno nach Marseille, wo sie am 9. November ankam. Danach reiste sie weiter nach Lyon, wo die 25-Jährige auf ihren mehr als 20 Jahre älteren Bräutigam warten musste, der damals einen Feldzug gegen das Herzogtum Savoyen unternahm. Kurz vor Mitternacht kam Heinrich IV. am 9. Dezember vor Lyon an, stand aber vor verschlossenen Stadttoren. Erst nach einstündiger Wartezeit ließ man den König in die Stadt, wo er formlos in Reisekleidung das Zimmer von Maria betrat, die sich ihm zu Füßen warf. Heinrich IV. küsste und bat sie, ohne erst die Hochzeit abzuwarten, die Nacht mit ihr verbringen zu dürfen. Außerdem äußerte er den Wunsch, möglichst bald einen Thronfolger zu bekommen. Die persönliche Heirat des Paares erfolgte am 17. Dezember 1600 in Lyon.

Bald nach der ersten Bekanntschaft mit seiner neuen Ehegattin Maria ritt Heinrich IV. nach Paris zurück und vergnügte sich wieder mit Henriette d'Entragues. Am 9. Februar 1601 zog Maria in die französische Hauptstadt ein. Bei einem Empfang im Beisein des ganzen Hofes stellte der König seiner Ehegattin Maria offen Henriette als seine ehemalige Mätresse vor. Als die inzwischen zur Marquise de Verneuil erhobene Geliebte sich vor der Königin verbeugte und deren Rock küsste, drückte Heinrich IV. ihren Kopf noch tiefer. Die attraktive, geistreiche und intrigante Mätresse entwickelte sich in der Folgezeit zur ärgsten Widersacherin der Königin. Zwischen dem Königspaar sowie zwischen der Königin und der Mätresse kam es ständig zu Streitigkeiten. Die Mätresse demütigte die

Königin in der Öffentlichkeit, indem sie deren schweren Gang nachahmte und sie als „dickes Florentiner Bankierweib" betitelte.

Zumindest was den erhofften Nachwuchs seiner Ehegattin betraf, hatte der König von Frankreich keinen Grund zur Klage. Zur großen Freude von Heinrich IV. schenkte Maria bereits am 27. September 1601 im Schloss Fontainebleau dem lang ersehnten Thronfolger, den späteren Ludwig XIII. (1601–1643), das Leben. Weitere fünf Kinder folgten: Isabella (1602–1644), Christine (1606–1663), Nicolas Henri (1607–1611), Gaston (1608–1660) und Henriette Marie (1609–1669).

Nur einen Monat nach der Geburt des Thronfolgers brachte die Mätresse Henriette d'Entragues einen Sohn namens Henri zur Welt. Am 21. Januar 1603 gebar Henriette eine Tochter namens Gabrielle Angélique. Die Mätresse hielt sich für die legitime Gattin des Königs und ihre Kinder für die rechtmäßigen Erben der Krone. Dagegen betrachtete sie die Kinder von Maria als Bastarde. Der Konflikt zwischen Heinrich IV. und seiner Ehefrau Maria wurde dadurch verschärft, dass der König seine fünf unehelichen Kinder von Gabrielle d'Estrées und Henriette d'Entragues zusammen mit den ehelichen Kindern in der Residenz zu Saint-Germain-en-Laye erziehen ließ. Kein Wunder, dass der toskanische Botschafter an Großherzog Ferdinando schrieb, der französische Königshof gleiche eher einem Bordell als einem Schloss.

1602 schuf Maria von Medici in Paris die Charité als Krankenhaus und Pflegeanstalt für Bedürftige. Armenfürsorge und Krankenpflege waren damals noch nicht getrennt. Die Charité nahm Bedürftige auf, die sich nicht selbst versorgen konnten, und Kranke, die meistens von ihren Familien gepflegt wurden. Wer es sich leisten konnte, zog einen Arzt zu Hilfe.

Ähnliche Einrichtungen sind später auch andernorts entstanden. Aus ihnen gingen teilweise berühmte Krankenhäuser hervor, die in einigen Fällen noch heute als Universitätskliniken den Namen „Charité" tragen. Dazu gehört neben der Pariser Charité vor allem die Berliner Charité, die 1710 als Militärkrankenhaus von Friedrich Wilhelm I. von Preußen (1657–1713) gestiftet wurde.

Erst nach langem Drängen erreichte Maria, dass ihr Ehemann, der persönlich in einen neuen Krieg ziehen und in die Spanischen Niederlande einmarschieren wollte, seine Bedenken gegen ihre Krönung zur Königin von Frankreich aufgab. Kardinal François de Joyeuse (1562–1615) nahm am 13. Mai 1610 in der Basilika „Saint Denis" die Krönung vor, die unter großer Prachtentfaltung erfolgte und Marie viel Freude bereitete. Bereits am nächsten Tag, nämlich am 14. Mai 1610, fiel König Heinrich IV. dem 18. Attentat auf ihn zum Opfer. Er wurde von dem katholischen Fanatiker François Ravaillac (1578–1610) erdolcht.

Der plötzliche Tod ihres Ehemannes nahm Maria offenbar nicht sonderlich mit. Offiziell trug sie zwei Jahre lang strenge Trauer. Unverzüglich nach der Ermordung von Heinrich IV. sicherte sich Maria durch einen Parlamentsbeschluss die Funktion der Regentin für ihren unmündigen neunjährigen Sohn Ludwig XIII., den man am 17. Oktober 1610 in Reims krönte. Der Verlust des geliebten Vaters machte den Jungen zum Stotterer und am Hofe hatte man erhebliche Bedenken gegen den kleinen König, den seine kaltherzige Mutter oft demütigte.

Während ihrer siebenjährigen Regentschaft betrieb Maria von Medici eine Politik der Annäherung an Spanien und machte dem Adel Konzessionen. In Paris ließ sie das „Palais du Luxembourg" errichten und ihr Leben durch Peter Paul Rubens (1577–1640) in 21 allegorischen Kolossalgemälden darstellen. Diese Kunstwerke befinden sich heute im Pariser Louvre.

Ludwig XIII. entmachtete 1617 seine Mutter nach der Ermordung ihres Hauptratgebers Cosme-Jean-Baptiste Marquise d'Ancre (1575–1617), eigentlich Concino Concini, und verwies sie nach Blois. 1622 kehrte Maria von Medici in den königlichen Rat zurück, wo sie anfangs Kardinal Richelieu (1585–1642) begünstigte, ihn später vergeblich bekämpfte und 1630 von ihm verbannt wurde.

Nach ihrer Flucht aus der Haft in Compiègne 1631 verließ Maria von Medici Frankreich. Sie starb am 3. Juli 1642 im Alter von 69 Jahren in Köln.

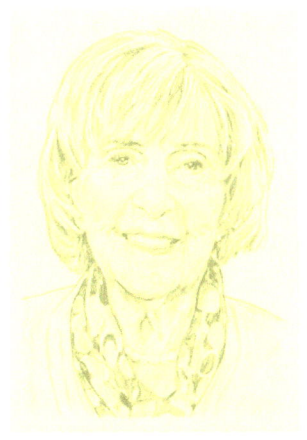

Margarete Mitscherlich

Deutschlands
renommierteste
Psychoanalytikerin

Eine der bedeutendsten Psychoanalytikerinnen Deutschlands war die aus Dänemark stammende Ärztin und
Autorin Dr. med. Margarete Mitscherlich-Nielsen (1917–
2012), geborene Nielsen. Ihr Interesse an der Psychoanalyse ist durch ihren Mann Alexander Mitscherlich (1908–
1982) aktiviert worden. Sie tat sich auch als Kämpferin für
Frauenrechte und Vordenkerin der Studentenbewegung
hervor.

Margarete Nielsen kam am 17. Juli 1917 als Tochter eines
dänischen Arztes und einer deutschen Lehrerin in Graven-
stein (Gråsten) zur Welt. Ihr Geburtsort gehörte ab 1920 zu
Dänemark, hatte aber eine starke deutsche Minderheit. Der
Vater von Margarete war ein nationalbewusster, aber
durchaus toleranter Däne und hatte aus seiner ersten Ehe
drei Kinder, die von seiner zweiten Frau unterrichtet
wurden.

Die Mutter wurde von Margarete später als die ruhigste,
nachdenklichste und überlegenste Persönlichkeit in ihrer
Familie geschildert. Andererseits habe ihre Mutter eine

übertriebene Angst vor Sexualität gehabt. Margarete habe ihrer Mutter beichten müssen, wenn sie eine Neigung zur Onanie gezeigt hätte.

Margarete wollte auf eine deutsche Schule und diesen Wunsch hat man ihr erfüllt. 1937 absolvierte sie in Flensburg (Schleswig) ihr Abitur. Danach studierte sie zuerst Deutsch und Geschichte, später Medizin in München und Heidelberg. 1944 machte sie in Heidelberg ihr Staatsexamen. Ihr Studium in Deutschland fiel in die NS-Zeit. Als Studentin verachtete Margarete das „Nazi"-System, war aber – laut eigenem Eingeständnis – nicht „mutig genug zum Widerstand im Dritten Reich".

Als sie vorübergehend in der Schweiz arbeitete, lernte Margarete Nielsen 1947 den verheirateten deutschen Arzt, Psychoanalytiker und Sozialpsychologen Alexander Mitscherlich kennen und die Beiden verliebten sich ineinander. Angeblich dachte die hübsche, langhaarige Margarete keine Sekunde darüber nach, dass der große, schlanke, saubere und appetitliche Alexander bereits zum zweiten Mal verheiratet war und schon fünf Kinder hatte. Seine erste Ehefrau war die Ärztin Melitta Mitscherlich, geborene Behr (1906–1992), gewesen, seine zweite Ehefrau hieß Georgia Weidemann.

Margarete Nielsen erlebte mit Alexander Mitscherlich den ersten „One-Night-Stand", wie sie später freimütig bei einem Interview mit dem Magazin „Stern" bekannte. Alexander war ihre erste große Liebe. Vorher hatte sie nur eine einzige ernsthafte und keusche Liebschaft mit einem Verehrer, der von einem Krokodil im Nil angegriffen und getötet wurde und den sie nie vergaß.

Aus der Verbindung von Margarete Nielsen und Alexander Mitscherlich ging 1949 in Konstanz unehelich der Sohn

Matthias hervor. Margarete und Alexander dachten nach der Geburt von Matthias nicht daran, zusammenzuleben und zu heiraten. Beide hielten sich viel im Ausland auf und Margarete wollte ihre Ausbildung vervollkommnen. Deswegen vertraute Margarete ihren Sohn ihrer Mutter in Dänemark an, wo sie ihn dort besser versorgt als bei ihr selbst wähnte. „Das war natürlich etwas schwierig", gestand sie später. Sich von einem zweijährigen Kind zu trennen, sei schon sehr schmerzhaft. Sie sei aber wirklich davon überzeugt gewesen, dass es ihrem Sohn in Dänemark besser gehen würde als in ihrem nomadenhaften Leben.

Alexander Mitscherlich, der laut „Süddeutscher Zeitung" nie eine ordentliche analytische Ausbildung absolviert hatte und entsprechend schlecht als Analytiker war, weckte das Interesse von Margarete Nielsen an der Psychoanalyse. 1950 promovierte Margarete in Tübingen zum „Doktor der Medizin". In den 1950-er Jahren erfolgte in Heidelberg, Stuttgart und London ihre psychoanalytische Ausbildung.

Ab 1951 arbeitete Margarete Nielsen zusammen mit Alexander Mitscherlich an der psychosomatischen Klinik in Heidelberg, die von ihrem Lebensgefährten geleitet wurde. Zu der Zeit, in der sie in Heidelberg angestellt wurde, meinten viele Professoren, Psychoanalyse sei ein Gebiet, das man nicht ernst nehmen könne.

1954 wirkte Margarete Nielsen ein halbes Jahr lang in London, das damals ebenso wie New York City als „Weltstadt der Psychoanalyse" galt. In der britischen Hauptstadt absolvierte sie eine psychoanalytische Ausbildung bei dem aus Ungarn stammenden Psychoanalytiker Michael Balint (1896–1970). Ihr Schüler Christian Schneider meinte, sie habe die Psychoanalyse nach Deutschland zurückimportiert.

Alexander Mitscherlich und Margarete Nielsen heirateten 1955. Alexander wagte somit seine dritte und letzte Ehe. Zu jener Zeit untersuchten sie gemeinsam den Massenwahn während des „Dritten Reiches" (1933–1945). 1960 gehörte Margarete zu den Gründern des „Sigmund-Freud-Instituts" in Frankfurt am Main.

1967 zog das Ehepaar Mitscherlich nach Frankfurt am Main. Dort lehrte Margarete Mitscherlich am „Sigmund-Freud-Institut". Ebenso wie ihr Mann Alexander betätigte auch sie sich in der Lehranalyse.

Das Forscher-Ehepaar Alexander und Margarete Mitscherlich verfasste gemeinsam das Buch „Die Unfähigkeit zu trauern. Grundlagen kollektiven Verhaltens" (1967). Darin ging es um die Frage, wie schlecht die Deutschen mit dem Erbe der Hitler-Zeit zurechtkamen. In diesem Werk fragten die beiden Autoren, ob der Mensch nicht „einen der folgenschwersten Fehlwege der Evolution" darstelle, „durch den das Prinzip des Lebendigen seiner Aufhebung entgegenstrebt". Die Reaktionen der Leser und Leserinnen reichten von Empörung bis zur Nachdenklichkeit. Mit der pessimistischen Prognose wurde sie bei Machern berüchtigt, bei Denkern berühmt. Im Hamburger Nachrichten-Magazin „Der Spiegel" hieß es, dies sei eines der Schlüsselwerke der revoltierenden Jugend gewesen. Die „Süddeutsche Zeitung" dagegen meinte, kaum jemand habe den Inhalt dieses Buches verstanden, das aber schon wegen des Titels berührt habe.

In der Folgezeit waren Alexander und Margarete Mitscherlich ein Autorenpaar. Wie ein guter Journalist konnte Alexander fabelhafte Slogans erfinden. Die psychoanalytischen Passagen stammten angeblich von Margarete. „Aber sie war keine große Theoretikerin", hieß es in der

„Süddeutschen Zeitung". Wirklich gut sei sie als Analytike-
rin im Umgang mit Klienten gewesen.

Die Bewegung der „68-er" wurde von Margarete Mitscherlich später heftig kritisiert. Hierzu erklärte sie fast vier
Jahrzehnte später in einem Interview mit der deutschen
Tageszeitung „Die Welt", sie hasse es, wenn Menschen alle
gleicher Meinung seien. Wer bei den 68-ern dabei sein
wollte, habe die Meinung vertreten müssen, dass die Väter
alle Nazi-Väter seien, nichts wahrgenommen hätten und am
liebsten als Krieger ihre Söhne umbringen wollten. Aber
niemand habe sich die Mühe gemacht, sich einzufühlen,
wie es zu Hitler gekommen sein könnte. Obwohl der Druck,
der von den 68-ern ausgegangen sei, in vielem richtig
gewesen sei, habe es einen Teil gegeben, der in seiner
Rigorosität auch Lust am Erniedrigen gehabt hätte. Das
erinnere sie zu sehr an Zwangsvorstellungen der Nazi-
Zeit.

1972 folgte die Publikation „Müssen wir hassen?" aus der
Feder von Margarete Mitscherlich. Darin behandelte sie
ihre eigene Forschungsarbeit. Später setzte sie sich in ihrem
Sammelband „Das Ende der Vorbilder" (1978) mit der
Problematik der Idealisierung auseinander. Ihre Ausgangs-
these lautete: „Wir alle brauchen Ideale, Vorbilder, Ziele, an
denen wir uns orientieren, nach deren Verwirklichung wir
streben können. Ohne sie sind wir einem Gefühl der Leere
ausgesetzt, und das lebendige Interesse an den Dingen der
Welt und an unseren Mitmenschen geht verloren."

Ab den 1970-er Jahren setzte sich Margarete Mitscherlich
zusammen mit der fast ein Vierteljahrhundert jüngeren
deutschen Publizistin und Feministin Alice Schwarzer für
Frauenrechte ein. Schwarzer gab ab 1977 die Zeitschrift
„Emma" heraus. In der ersten Ausgabe erklärte Margarete

Mitscherlich: „Ich bin Feministin". In einem Interview mit der „Welt" betonte sie, sie sei von Geburt an Feministin gewesen, in Dänemark aufgewachsen, einer alten Demokratie, wo es selbstverständlich gewesen sei, dass Frauen nicht die Sklaven der Männer zu sein hatten. Deswegen sei es für sie das Natürlichste der Welt gewesen, sich mit Vernügen dazuzugesellen, als junge Frauen aufbegehrten. Ungeachtet dessen arbeitete Margarete lieber in gemischten Teams als nur mit Frauen. Nach ihrer Ansicht neigen Frauen dazu, jede Kränkung furchtbar ernst und persönlich zu nehmen. Frauen müssten sich nicht nur gegen Männer, sondern auch gegen sich selbst durchsetzen, meinte sie. Dies hörten andere Feministinnen nicht gern.

Obwohl sie sich als Feministin fühlte, legte Margarete Mitscherlich bis ins hohe Alter großen Wert auf gutes Aussehen. Sie schminkte sich sorgfältig, liebte teure Cremes, obwohl ihr Ehmann meinte, „Nivea" täte es doch auch, und kleidete sich adrett.

Der attraktive, kluge und berühmte Alexander Mitscherlich blieb auch während seiner Ehe mit Margarete nicht treu. Darauf regierte sie mit rasender Eifersucht. Angeblich hätte sie ihm eine Affäre, die länger als eine Nacht dauerte, kaum verziehen. Später bedauerte sie, dass sie sich nicht von Zeit zu Zeit einen Seitensprung gegönnt habe. Statt dessen blieb sie Alexander 35 Jahre lang treu.

Nach eigenem Bekunden war Margarete Mitscherlich in einer Welt aufgewachsen, in der klar war, dass man auch Spaß an Provokationen haben könne, dass das alles nicht so ernst gemeint sei. In skandinavischen Ländern und in England sei es gang und gäbe, dass man miteinander ironisch umgehe, nur in Deutschland nicht. Die Deutschen seien seit Jahrhunderten schnell beleidigt. Über Männer sagte Margarete, jeder Mann hasse die Frauen, weil Frauen den Mann auf die Welt bringen und er ihnen deswegen ausgeliefert sei.

Als eines der erfolgreichsten Werke von Margarete Mitscherlich gilt das Buch „Die friedfertige Frau" (1985). Darin analysierte sie das Rollenverhalten von Frauen in der Politik und warf ihnen eine falsche Friedfertigkeit und eine zu große Anpassungsbereitschaft vor.

Nicht alles, was Margarete Mitscherlich schrieb, stieß in der Fachwelt auf Gegenliebe. Die Politikwissenschaftlerin Ljiljana Radonic beispielsweise warf Margarete Mitscherlich vor, in ihrem Buch „Die friedfertige Frau" stelle sie Frauen einseitig als Opfer des Nationalsozialismus dar und wende ausgerechnet jene Schuldabwehr an, die sie in ihrem Werk „Die Unfähigkeit zu trauern" ausführlich behandelt hatte. In ihrem Buch „Die friedfertige Antisemitin" widerlegte Radonic die Thesen vom Opfer-Mythos und der friedfertigen Natur der Frau. Der Soziologe Gerhard Amendt kritisierte den fehlenden wissenschaftlichen Nachweis der Thesen von Margarete Mitscherlich. Den Erfolg ihres Buches erklärte er damit, er entspräche „dem inneren Wunsch der Frauenbewegten, dass es doch so sein möge".

Ab 1982 fungierte Margarete Mitscherlich als Herausgeberin der von ihrem Mann gegründeten Zeitschrift „Psyche", die im „Verlag Klett-Cotta", Stuttgart, erscheint. In ihrer Privatpraxis für Psychoanalyse im Frankfurter Westend behandelte sie sowohl Frauen wie Männer, die an Aufklärung über ihr Gefühlsleben, über die unbewussten Motive ihrer Verhaltensweisen, das heißt an ihrer indivuellen Emanzipation interessiert waren.

Margarete Mitscherlich gehörte der „Deutschen Psychoanalytischen Vereinigung" („DPV") und der „Internationalen Psychoanalytischen Vereinigung" an. Außerdem war sie Mitglied des „P.E.N.-Zentrums der Bundesrepublik Deutschland" sowie zeitweise des Beirates des „Hamburger Instituts für Sozialforschung".

In der „DPV" war Margarete Mitscherlich ein in jeder Hinsicht führendes Mitglied. Wenn sie redete, tat sie dies schnell und ungewöhnlich offen. Über Dritte äußerte sie sich manchmal so schonungslos, dass nicht wenige meinten, dies sei an der Grenze gewesen. Ihre vorlaute und manchmal auch indiskrete Art wurde von wohlmeinenden Zeitgenossen damit erklärt, dass Margarete von ihren Eltern in einem freien Geist erzogen worden sei. Sie sei so frei gewesen, zu tun, was sie wollte. Ein Kollegin urteilte neidlos über Margarete, sei die schöne Frau der „DPV" gewesen.

Für ihre Leistungen hat Margarete Mitscherlich hohe Auszeichnungen bekommen. 1982 erhielt sie die „Wilhelm-Leuschner-Medaille", 1983 den Kulturpreis der Stadt Flensburg, 1990 die Ehrenplakette der Stadt Frankfurt am Main und 2001 für ihre Verdienste um das Gemeinwohl das „Große Verdienstkreuz der Bundesrepublik Deutschland". Ab 2004 fungierte sie als Mitglied im Kuratorium der Stiftung „medico international". Noch im Alter von 87 Jahren arbeitete sie zweimal in der Woche im „Sigmund-Freud-Institut" mit Patienten. Im November 2005 ehrte die Stadt Frankfurt am Main sie für ihr jahrelanges frauenpolitisches Engagement und ihren Einsatz für Gleichberechtigung mit dem „Tony-Sender-Preis", der mit 10.000 Euro dotiert war. Die Laudatio sprach die Publizistin Alice Schwarzer.

Bei ihrem 90. Geburtstag im Jahre 2007 erkärte Margarete Mitscherlich, sie sei mit ihrem Leben rückblickend „ganz zufrieden". Als man sie damals in einem Interview fragte, ob das Alter auch Vorzüge habe, verneinte sie dies. Sie könne nicht mehr laufen, alles gehe langsamer. Aber sie finde sich damit ab und freue sich darüber, dass sie noch klar im Kopf sei. Als Vorteil des Alters betrachtete sie eine gewisse Nachsicht. Sie habe immer Lust daran empfunden, sich Vorwürfe zu machen, und sich vor sich selbst als besonders erbärmlich darzustellen. Es habe viele Dinge gegeben, die sie sich übel genommen habe. All diese „blödsinnigen Schuldgefühle" habe sie nun nicht mehr. Sie habe sich alle ihre Fehler verziehen, erklärte die 90-Jährige.

Das letzte Buch von Margarete Mitscherlich hieß „Die Radikalität des Alters" (2012). Einer Reporterin der „Frankfurter Allgemeinen Sonntagszeitung" verriet die 93-Jährige damals, wenn man anfange, eine unfreundliche alte Hexe zu werden, dann werde das Leben schwierig. Zu diesem Zeitpunkt war sie auf einen Rollator angewiesen, konnte wegen ihrer schlechter gewordenen Augen nicht mehr Autofahren und hörte auch nicht mehr gut. Altsein sei schwer, erzählte sie. Plötzlich sei man auf Hilfe angewiesen und auf Menschen, ohne die man immobil wäre.

Am 12. Juni 2012 starb Margarete Mitscherlich in Frankfurt am Main im Alter von 94 Jahren. Nach Auskunft ihres Sohnes Matthias schlief sie vormittags „ganz friedlich im Kreis der Familie" ein. Im Nachrichten-Magazin „Der Spiegel" hieß es, mit ihr sei eine der klügsten Denkerinnen des Nachkriegs gestorben, ein Vorbild in jeder Hinsicht.

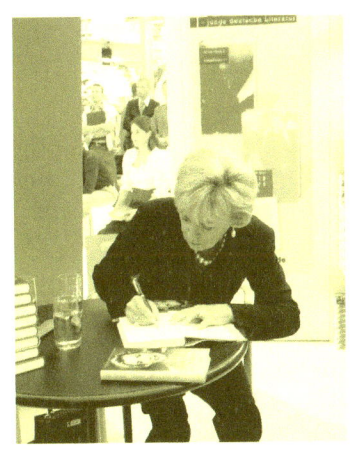

Liz Mohn

Die Gründerin der
„Stiftung Deutsche
Schlaganfall-Hilfe"

Große Verdienste im Kampf gegen den Schlaganfall hat sich Liz Mohn, das Aufsichtsratsmitglied des Medienunternehmens Bertelsmann und Vorstandsmitglied der „Bertelsmann Stiftung" erworben. Sie gründete 1993 die „Stiftung Deutsche Schlaganfall-Hilfe" und baute sie auf. Für ihr vielfältiges Engagement im Bereich der Medizin sind ihr hohe Auszeichnungen verliehen worden.

Elisabeth („Liz") Mohn, geborene Beckmann, kam am 21. Juni 1941 in Rheda-Wiedenbrück in Westfalen zur Welt. Sie war die Tochter eines Handwerkers und einer Hutmacherin und hatte vier Geschwister.

Ihr Berufsleben begann Liz Mohn zunächst mit einer Ausbildung als Zahnarzthelferin. Später arbeitete sie als Telefonistin im Bertelsmann-Konzern. Bei einem Betriebsfest des Leserings lernte die 17-jährige Liz den 20 Jahre älteren Unternehmer Reinhard Mohn (1921–2009) kennen, dem wiederholte Affären mit blutjungen Mitarbeiterinnen nachgesagt werden. Dieser war ein Enkel von Johannes Mohn (1856–1930), der 1887 nach dem Tod seines Schwiegervaters Heinrich Bertelsmann (1827–1887) die Leitung des Gütersloher Druck- und Verlagshauses Bertelsmann übernommen hatte.

Als Liz 1963 schwanger wurde, ging sie eine Scheinehe mit dem Bertelsmann-Kinderbuchlektor Joachim Scholz ein. 1964 brachte Liz die Tochter Brigitte, 1965 den Sohn Christoph und 1968 den Sohn Andreas zur Welt. Diese drei Kinder stammten nicht von ihrem Schein-Ehemann Scholz, sondern von ihrem Geliebten Reinhard Mohn. Irgendwann wunderten sich die Kinder, dass ihre Mutter mehr Zeit mit „Onkel Reinhard" verbrachte als mit „Vater Scholz".

Reinhard Mohn hat während seiner 33-jährigen Ehe mit seiner ersten Frau Magdalene Mohn, geborene Raßfeld, drei Kinder gezeugt: Johannes (1949), Susanne (1951), Christiane (1954). Erst nach dem Tod seiner Mutter Agnes (1889–1978), einer Pastorentochter, ließ sich Reinhard Mohn 1981 von seiner ersten Gattin Magdalene scheiden. Magdalene Mohn sagte einmal über ihren Ex-Gatten: „Er hatte hohe moralische Ansprüche, aber er lebte sie nicht selbst. Er predigte Wasser und trank Wein".

Im November 1982 heiratete der 61 Jahre alte Reinhard Mohn die 41-jährige Liz, die seit 1978 von ihrem Schein-Ehemann Scholz geschieden war. Mohn hat später die drei Kinder von Liz adoptiert, die erst als Jugendliche erfuhren, wer ihr echter Vater war.

Zusammen mit ihrem Ehemann Reinhard Mohn repräsentierte Liz Mohn die fünfte Generation der Eigentümerfamilien Bertelsmann/Mohn an der Spitze des Medienunternehmens Bertelsmann. Im Beirat der „Bertelsmann-Stiftung" leitet sie die Bereiche „Medizin und Gesundheitswesen" sowie „Kultur". Sie setzt sich für dringend notwendige Reformen im Gesundheitswesen ein und konzentriert sich besonders auf

Fragen der Ernährungsmedizin und die Bedeutung einer ausreichenden Versorgung der Bevölkerung mit Mineralstoffen, Spurenelementen und Vitaminen. Außerdem engagiert sie sich im Kampf gegen die heimtückische Augenkrankheit Uveitis. Weitere Schwerpunkte in ihrem Wirken bilden darüber hinaus die Steuerung des „Centrums für Krankenhausmanagement" und der „Akademie für „Manuelle Medizin", die beide von der „Bertelsmann-Stiftung" in Zusammenarbeit mit der Universität Münster ins Leben gerufen wurden.

Nachdem ihr jüngster Sohn Andreas im Alter von 15 Jahren eine vorübergehende halbseitige Lähmung erlitt, befasste sich Liz Mohn erstmals mit dem Thema „Schlaganfall". 1993 gründete sie die „Stiftung Deutsche Schlaganfall-Hilfe" und baute sie auf. Diese Stiftung soll die Prävention und Früherkennung von Schlaganfällen sowie die Behandlung und Rehabilitation der Betroffenen durch Aufklärung und Verbesserung diagnostischer und therapeutischer Möglichkeiten fördern.

Dank der „Stiftung Deutsche Schlaganfall-Hilfe" wurden in Deutschland über 300 Selbsthilfegruppen und rund 70 so genannte „Stroke Units" eingerichtet. „Stroke Units" sind spezielle Schlaganfall-Intensivstationen, in denen Patienten optimal im Sinne einer Gesamtversorgung durch Neurologen, Logopäden, Ergotherapeuten und Reha-Experten betreut werden. Außerdem wird die Arbeit durch etwa 150 Regionalbeauftragte – meistens Neurologen in einer Klinik – unterstützt. Diese führen vor Ort ehrenamtlich Arzt-Patienten-Seminare durch, beraten Selbsthilfegruppen und führen Sprechstunden durch.

Im Oktober 1996 erhielt Liz Mohn den „Europäischen Stifterpreis für Kultur-Mäzene" und im selben Jahr das „Bundesverdienstkreuz Erster Klasse" sowie den „Charity-Bambi". Der renommierte „Club of Rome" nahm sie 1999 als erstes weibliches Mitglied aus Deutschland auf. Der 1968 gegründete Club vereint etwa 100 unabhängige Persönlichkeiten aus mehr als 50 Ländern aus Wissenschaft, Kultur, Wirtschaft und Politik in der gemeinsamen Sorge um die Zukunft der Menschheit.

Am 11. März 2000 wurde Liz Mohn, die Präsidentin der „Stiftung Deutsche Schlaganfall-Hilfe", in Hannover mit dem „Ehrenzeichen der Deutschen Ärzteschaft" ausgezeichnet. Damit würdigte man ihr vielfältiges Engagement für die Gesundheit der Bevölkerung und ihre großen Verdienste im Kampf gegen den Schlaganfall. Das „Ehrenzeichen der Deutschen Ärzteschaft" ist die höchste Auszeichnung der „Deutschen Ärzteschaft" für Nicht-Mediziner.

2003 erhielt Liz Mohn den Verdienstorden des Landes Berlin. Die Universität Tel Aviv verlieh ihr 2006 die Ehrendoktorwürde. Als erste Frau bekam sie 2009 den „Karl-Winnacker-Preis". 2010 zeichnete man sie mit dem „Großen Bundesverdienstkreuz" für ihr vielfältiges ehrenamtliches Engagement aus. Für den Aufbau der Bibliothek Can Torró in Alcúdia, wo Reinhard Mohn einen Zweitwohnsitz hatte, und für ihr Engagement für die Leseförderung in Spanien bekam Liz 2010 die „Goldmedaille der Balearen". Ebenfalls 2010 ehrte man sie mit der „Goldenen Victoria für Integration" der vom „Verband Deutscher Zeitschriftenverleger" („VDZ") gegründeten Deutschlandstiftung aus.

Anlässlich des 70. Geburtstages von Liz Mohn gab die „Bertelsmann-Stiftung" bekannt, sie werde die Erweiterung des „Botanischen Gartens Gütersloh" um einen 785 Quadsratmeter großen Lavendelgarten finanzieren. Der „Lavendelgarten in honorem Liz Mohn" wurde am 29. Juni

2012 eingeweiht. Der 29. Juni ist der Geburtstag von Reinhard Mohn.

Aus der Feder von Liz Mohn stammen die Bücher „Liebe öffnet Herzen" (2001) und „Schlüsselmomente – Erfahrungen eines engagierten Lebens" (2011). Zusammen mit Ursula von der Leyen veröffentlichte sie das Werk „Familie gewinnt" (2007).

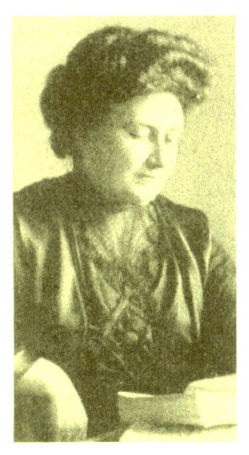

Maria Montessori

Die Entdeckerin des „Montessori-Phänomens"

Italiens erste Ärztin und bedeutendste Pädagogin war Maria Montessori (1870–1952). Ihr Ruhm basiert auf der Entdeckung des nach ihr benannten „Montessori"-Phänomens. Darunter versteht man die Konzentration von Kleinkindern bei manuellen Aufgaben, bei denen sie die Dinge im wahrsten Sinne des Wortes „be-greifen". In den 1950-er Jahren galt die zierliche Pädagogin als Anwärterin auf den Friedensnobelpreis.

Maria Montessori kam am 31. August 1870 als Tochter von Alessandro Montessori und Renilde Montessori, geborene Stoppani, in Chiaravalle bei Ancona zur Welt. Ihre Eltern waren wohlhabend und gebildet. Ihr Vater hatte einen gut bezahlten Posten im Finanzministerium und leitete die staatliche Tabakmanufaktur. Durch ihre Mutter hatte sie den katholischen Theologen und Geologen Antonio Stoppani (1824–1891) als Großonkel.

Bereits während ihrer Schulzeit interessierte sich Maria für Naturwissenschaften. Gegen den Willen ihres konservativ gesinnten Vaters besuchte sie eine technische Oberschule in

Rom, was damals eine kleine Sensation darstellte. Maria verstieß als Jugendliche oft gegen die strengen Sitten der „Ewigen Stadt", weil sie ohne jede Begleitung durch die Straßen ging.

Nach erfolgreich absolviertem Abitur hätte Maria Montessori gern Medizin studiert. In Italien war es seit 1875 für Frauen möglich, an Hochschulen zu studieren. Aber das Medizinstudium blieb weiterhin nur Männern vorbehalten. Aus diesem Grund studierte Maria von 1890 bis 1892 an der Universität Rom zunächst Naturwissenschaften. Sie galt als mathematisches Wunderkind und wollte damals Ingenieurin werden. Eines Tages wurde sie durch den Anblick eines zerlumpten Bettlers mit einem todkranken Kind auf dem Arm tief gerührt, beschloss, künftig armen Kindern zu helfen und beendete ihr mathematisches Studium.

Zu jener Zeit erregte es bereits großes Aufsehen, dass eine Frau überhaupt studierte. Eine noch größere Sensation war es, als es Maria Montessori nach ihrem ersten Hochschulabschluss doch gelang, ein Medizinstudium zu beginnen und sich auf den Arztberuf vorzubereiten. Eine Frau, die Leichen sezierte, galt damals als unmöglich. Während des Studiums befasste sie sich vor allem mit Embryologie und Evolutionstheorie.

In den letzten zwei Studienjahren arbeitete Maria Montessori als Assistentin in einer psychiatrischen Klinik in Rom. Sie spezialisierte sich auf Kinderheilkunde und setzte diese Tätigkeit als Assistenzärztiun in der Abteilung für Kinderpsychiatrie der römischen Universitätskinderklinik fort. Ihr besonderes Augenmerk galt den dort nur notdürftig versorgten geistig behinderten Kindern. Der würdelose und verwahrloste Zustand dieser Kinder bewegte sie sehr und sie bemühte sich um Abhilfe.

Dem Online-Lexikon „Wikipedia" zufolge stieß Maria Montessori auf die in Vergessenheit geratenen Werke der franzöischen Ärzte Jean Itard (1774–1838) und Édouard Séguin (1812–1880). Das Lehrbuch über die „Physiologische Methode" von Séguin übersetzte sie in die italienische Sprache. Wie der Taubstummenlehrer Itard und der Pädagoge Séguin war Maria davon überzeugt, dass die Behandlung der „Schwachsinnigen" oder „Idioten" kein medizinisches, sondern ein pädagogisches Problem ist. Daher forderte sie die Einrichtung spezieller Schulen für die betroffenen Kinder.

1896 erwarb Maria Montessori in Rom als erste Italienerin den medizinischen Doktorgrad. Ihre Doktorarbeit schrieb sie über „Antangonistische Halluzinationen" im Fach Psychiatrie. Anschließend eröffnete die erste italienische Ärztin eine eigene Praxis.

Ab 1898 lehrte Maria Montessori an einer staatlichen Lehrerbildungsanstalt für geistig behinderte Kinder. Der italienische Mediziner und Erziehungsminister Guido Baccelli (1830–1916) beauftragte sie 1899, vor Lehrerinnen in Rom eine Vortragsreihe über die Erziehung geistig behinderter Kinder zu halten. Aus diesem Kurs ging die „Scuola magistrale ortofrenica" („Heilpädagogisches Institut") hervor, die sie zwei Jahre lang als Direktorin leitete. Damals entwickelte sie spezielle didaktische Materialien zum Sprach- und Mathematikunterricht.

Irgendwann zwischen 1898 und 1901 brachte Maria Montessori ihren Sohn Mario unehelich zur Welt. Mario bezeichnete später den 31. März 1898 als sein Geburtsdatum. Laut Online-Lexikon „Wikipedia" fallen in diese Zeit aber eine Reihe von öffentlichen Auftritten seiner Mutter und sei es unwahrscheinlich, dass sie dabei eine fortgeschrittene Schwangerschaft verbergen hätte können. Dagegen zeigte sich Maria Montessori laut „Wikipedia" für mehrere Monate nicht in der Öffentlichkeit. Schwangerschaft und Geburt könnten mögliche Gründe für dieses Verschwinden gewesen sein.

Vater des kleinen Mario war Guiseppe Montesano (1868–1951), ein Kollege von Maria Montessori. Montesano erklärte sich damit einverständen, dass Mario seinen Familiennamen erhielt, bestand aber auf Geheimhaltung des Kindes. Maria gab Mario auf dem Land in Pflege und besuchte ihn dort immer wieder. Nach dem Tod ihrer Mutter Renilde Montessori nahm Maria ihren Sohn im Frühjahr 1913 zu sich. Zuvor hatten sich beide zufällig auf der Straße getroffen. Mario erhielt nun den Familiennamen seiner Mutter. Später diente er bis zu ihrem Tod als ihr Sekretär und war vermutlich der Hersteller der von Maria erdachten Entwicklungsmaterialien. Eine wesentliche Rolle wird ihm bei der Entwicklung des pädagogischen Konzeptes der „Kosmischen Erziehung" (Montessori-Pädagogik für das Alter zwischen 6 und 12 Jahren) zugeschrieben. Erst als Mario mehr als 40 Jahre alt war, bekannte sich Maria Montessori als seine Mutter. Die Geheimniskrämerei hat dazu geführt, dass der Sohn Mario in manchen Biografien über Maria Montessori als deren Adoptivsohn bezeichnet wurde.

1901 verließ Maria Montessori das „Heilpädagogische Institut" und begann ein Studium der Anthropologie, Psychologie und Erziehungsphilosophie. Nebenbei besuchte sie zahlreiche Schulen und führte dort anthropologische Untersuchungen durch. 1904 hielt sie Vorlesungen über Anthropologie und Pädagogik am „Pädagogischen Institut" in Rom. Von 1904 bis 1907 richtete sie an der Universität

Rom einen Lehrstuhl für Frauenemanzipation und Abschaffung der Kinderarbeit ein.

Die „Dottoresa" Maria Montessori war nach dem Besuch von Heimen und Schulen entsetzt über die Kinder, die dort. „wie Schmetterlinge, die man auf Stecknadeln aufgespießt hat", unbeweglich auf ihren Bänken sitzen mussten. Sie war überzeugt davon, dass das Lernen mit den Händen und nicht mit dem Hirn beginnt und plädierte für Freiheit und Ungezwungenheit, damit die Kinder durch Basteln und Handarbeit „spielend" lernen.

Am 6. Januar 1907 gründete Maria Montessori im römischen Arbeiterviertel San Lorenzo eine Kindertagesstätte („Case dei Bambini") für geistig gesunde drei- bis sechsjährige Kinder aus sozial schwachen Familien. Ursprünglich sollten diese Kinder nur in einem „Volkswohnhaus" betreut werden. Bei der Betreuung übertrug Maria Montessori jene Hilfsmittel, die sie für die Förderung geistig behinderter Kinder entwickelt hatte, auf die Kinder armer Leute. 1911 erweiterte Maria die Kindertagesstätte um eine Schule.

Eines Tages entdeckte Maria Montessori das nach ihr benannte „Montessori-Phänomen", nämlich die Konzentration von Kleinkindern bei manuellen Aufgaben, bei denen sie die Dinge „be-greifen". Ein Schlüsselerlebnis war ihre Beobachtung eines dreijährigen Mädchens, das sich völlig selbstversunken mit Einsatzzylinderblöcken beschäftigte und sich davon nicht ablenken ließ.

Aufbauend auf ihren Erfahrungen entwickelte Maria Montessori die nach ihr bezeichnete „Montessori-Methode". Die erste Fassung dieser Methode veröffentlichte sie in ihrem Werk „Il metodo della pedagogia scientifica" (1909). In der Folgezeit erweiterte sie diese Methode ständig. 1916 publizierte sie „L'autoeducazione" über die Erziehung von Kindern.

Die „Montessori-Methode" stieß auch außerhalb von Italien auf Interesse. In Deutschland beispielsweise machte vor allem die Lehrerin Clara Grunwald (1877–1943) die Montessori-Pädagogik bekannt. Sie gründete Montessori-Kinderhäuser, lud Maria Montessori zu Vorträgen nach Deutschland ein, führte Montessori-Lehrgänge durch, gründete zwei Montessori-Vereine, aus denen 1925 die „Deutsche Montessori-Gesellschaft e. V." („DMG") hervorging und veröffentlichte Werke über die Montessori-Pädagogik. Wegen ihrer jüdischen Herkunft wurde sie Anfang 1933 aus dem Schuldienst entlassen. Am 19. April 1943 traf sie mit einem Transport im Konzentrationslager („KZ") Auschwitz-Birkenau ein und wurde vermutlich sofort vergast.

1924 wurde die „Montessori-Methode" an italienischen Schulen eingeführt. Vorausgegangen war eine Begegnung von Maria Montessori mit dem italienischen Faschistenführer Benito Mussolini (1883–1945). Fortan wurde die italienische Montessori-Gesellschaft von der faschistischen Regierung unterstützt. 1927 wurde diese Unterstützung sogar noch verstärkt.

Auch an der Berliner Universität versuchte Maria Montessori in den 1930-er Jahren neue Wege in der Kindererziehung zu weisen. Damals erklärte sie: „Die kindliche Seele ist zart. Mehr als alle anderen muss man sie schützen, denn sie hat nicht die Kraft, sich gegen Unterdrückung durch die Erwachsenen zu wehren. Aber als wir das Kind erzogen, gaben wir ihm alle unsere Irrtümer mit, und sie hinterließen unaustilgbare Spuren. Denn alles Gute und Böse im Menschen hat in der Kindheit seinen Ursprung. Wir werden sterben, doch unsere Kinder werden an den Folgen des Bösen leiden, – es hat ihre Seele für immer entstellt."

1934 begann eine Entfremdung von Maria Montessori gegenüber der faschistischen Regierung in Italien. Damals versuchte das Regime immer mehr, sich in die tägliche Arbeit an den Montessori-Schulen einzumischen, beispielsweise durch das Gebot des Tragens einer Uniform. 1934 schloss man zahlreiche Schulen in Italien, die nach der „Montessori-Methode" arbeiteten, da sich deren pädagogische Ziele nicht mit denen des Faschismus deckten.

Maria Montessori emigrierte und erlebte als 66-Jährige mit den Kindern ihres Sohnes Mario in Spanien den Bürgerkrieg. Nach dem Aufwachen las sie eines Morgens an der Wand ihres Hauses die Worte: „Nicht betreten, hier wohnt die Freundin der Kinder!" Niemand krümmte ihr ein Haar.

Auf Einladung der „Theosophischen Gesellschaft" reiste Maria Montessori 1939 nach Indien, wo sie Vorträge hielt und Ausbildungskurse durchführte. Begleitet wurde sie von ihrem Sohn Mario, der ihre Vorträge in die englische Sprache übersetzte. Nach Ausbruch des Zweiten Weltkrieges sind die Montessoris als „feindliche Ausländer" von den Briten interniert worden. Während dieser schwierigen Zeit gab Maria erneut Ausbildungskurse. 1946 verließ sie Indien. Ab 1949 lebte sie endgültig wieder in Europa. Die letzten Lebensjahre verbrachte sie in den Niederlanden, wo sich heute der Hauptsitz der „Associaton Montessori Internationale" („AMI") befindet.

Aus Maria Montessoris Feder stammen die Werke „Selbständige Erziehung im frühen Kindesalter" (1909), „Antropologia pedagogica" (1910), „Mein Handbuch" (1914), „Montessori-Erziehung für Schulkinder" (Band 1,

1926), „Das Kind in der Familie" (1926), „Kinder, die in der Kirche leben" (1929), „Kinder sind anders" (1938), „Das kreative Kind. Der absorbierende Geist" (1949) und „Die Entdeckung des Kindes" (1950). Ihre Werke wurden in 22 Sprachen übersetzt.

Am 6. Mai 1952 starb Maria Montessori im Alter von 81 Jahren in Noordwijk-aan-Zee (Niederlande). Für viele Zeitgenossen war ihr Name bereits damals eine Legende. Nach ihrem Tod leitete ihr Sohn Mario bis zu seinem Tod 1982 als Präsident der internationalen Montessori-Gesellschaft mit Sitz in Amsterdam die Organisation.

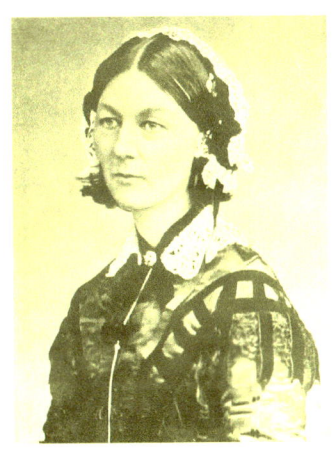

Florence Nightingale

Englands
verdienstvolle
Krankenpflegerin

Die berühmteste Krankenpflegerin Großbritanniens war
Florence Nightingale (1820–1910). Ihrem selbstlosen
Einsatz und großen Organisationstalent ist es zu verdanken,
dass die während des Krimkrieges (1853–1856) verwundeten und erkrankten englischen Soldaten bessere Überle-
benschancen hatten. Anfangs musste sie gegen die
Feindseligkeit und das Unverständnis der Militärbehörden
kämpfen, die sich beharrlich weigerten, das britische
Sanitätswesen zu reformieren.
Florence Nightingale kam am 15. Mai 1820 während der
zweijährigen Hochzeitsreise ihrer begüterten Eltern, William Edward und Frances Nightingale, in Florenz zur Welt.
Ihr Vorname Florence beruht auf ihrem italienischen Geburtsort. Ein Jahr zuvor war ihre ältere Schwester Parthenope in Neapel (griechisch: Parthenope) geboren worden.
Nach ihrer Rückkehr lebten die Nightingales jeweils
während der Sommermonate in Lea Hurst (Derbyshire) und
in der kalten Jahreszeit in Embly (Hampshire). Florence
und Parthenope erhielten von ihrem Vater, der an der

Universität Cambridge lehrte, Unterricht. Florence war eine gute Schülerin, die gerne und leicht lernte. Sie entwickelte sich zu einer attraktiven jungen Dame.

1837 hörte die 17-jährige Florence im Garten die Stimme Gottes, der sie aufforderte, sie solle ihr Werk tun, aber sie wusste damals noch nicht, was damit gemeint war. Bald interessierte sie sich für soziale Fragen, Hospitäler und Krankenpflege. Ihre Eltern zeigten sich hiervon nicht begeistert, weil sie ein solches Tätigkeitsfeld für eine gebildete junge Dame nicht für erstrebenswert hielten.

Mit 25 Jahren wollte Florence Nightingale im Krankenhaus von Salisbury arbeiten, doch der Vater und die Mutter erlaubten dies nicht. Als Reaktion darauf schrieb sie das Buch „Cassandra", eine leidenschaftliche Anklageschrift gegen das eingegrenzte Leben höherer Töchter.

Zur Zeit des familiären Streites über ihre berufliche Zukunft trat Florence Nightingale mit Charles und Selina Brace-bridge, zwei Freunden der Familie Nightingale, eine große Reise an. Das Trio besuchte Italien, Ägypten, Griechenland und im Juli 1850 auch Deutschland. In Kaiserswerth bei Düsseldorf besichtigten die drei das von dem evangelischen Theologen Theodor Fliedner (1800–1864) gegründete Mutterhaus der Diakonissen.

Während der folgenden Jahre kehrte Florence Nightingale nach Kaiserswerth zurück und ließ sich dort drei Monate lang zur Krankenschwester ausbilden. Später vervollkommnete sie ihre Ausbildung bei den „Barmherzigen Schwestern" in Paris. 1853 gründete sie mit ihrem Privatvermögen eine kleine Krankenanstalt in der Harley Street von London.

Ab 1853 kämpften im Krimkrieg das Osmanische Reich (Türkei) sowie ab 1854 Großbritannien und Frankreich gegen Russland. Auf diesen Krieg war das britische Sanitätswesen nicht vorbereitet. Während bei den Franzosen und Russen bereits Krankenschwestern im Einsatz waren, fehlten bei den Briten nicht nur Ärzte und Pflegepersonal, sondern auch Hilfsmittel.

Nach einem Aufsehen erregenden Bericht in der Londoner Zeitung „Times" über die schreckliche Lage an der Front und die unzureichende Versorgung der Verwundeten schlug der britische Kriegsminister Sidney Herbert (1810–1861) vor, Florence Nightingale solle die Pflege beim Heer organisieren. Sie war durch ihre Ausbildung für diese schwierige Aufgabe gut vorbereitet.

Zusammen mit 38 weiteren Krankenschwestern brach Florence Nightingale am 21. Oktober 1854 nach Skutari, einer Vorstadt auf der asiatischen Seite von Konstantinopel (Türkei), auf, um den im Krimkrieg verwundeten und erkrankten britischen Soldaten zu helfen. Am 4. November 1854 trafen die Krankenschwestern im Militärhospital von Skutari ein.

Die Pflege der verwundeten Soldaten in Skutari erfolgte zunächst unter primitivsten Umständen, weswegen bald die Cholera ausbrach. Zeitweise hatten die britischen Krankenschwestern schätzungsweise 3.000 bis 4.000 Soldaten zu versorgen. Innerhalb von drei Monaten beschafften sie für 10.000 Soldaten Kleidung und andere Gebrauchsgegenstände.

Florence Nightingale verbesserte in kurzer Zeit die Pflege der Verwundeten und Kranken. Sie senkte die Sterblichkeitsziffer durch verbesserte Pflege, beseitigte unerträgliche Zustände in den Lazaretten und warb in Großbritannien Krankenschwestern an. Gegen Ende des Krimkrieges waren ihr insgesamt 125 Pflegekräfte unterstellt.

Im August 1856 erkrankte Florence Nightingale an Cholera und musste deswegen gegen ihren Willen nach England zurück-kehren. Noch vom Krankenbett aus entwarf sie in London einen Organisations- und Arbeitsplan für die militärische und zivile Krankenversorgung, der grundlegende Bedeutung besaß. Im November jenes Jahres machte sie ein Hotelzimmer in London zum Zentrum ihrer Kampagne.

Für ihren Beitrag zu Armee-Statistiken und vergleichenden Hospital-Statistiken wurde Florence Nightingale 1858 als erste Frau in die „Royal Statistic Society" aufgenommen. 1859 erschien das von ihr verfasste Buch „Notes on Hospitals" und 1860 ihr Werk „Notes on Nursing" (deutsch: „Rathgeber für Gesundheitspflege", 1878).

Mit den Mitteln einer Geldsammlung eröffnete Florence Nightingale am 15. Juni 1860 am „St. Thomas Hospital" in London eine Schwesternschule nach modernen wissenschaftlichen Gesichtspunkten. Als Leiterin dieser Schule fungierte die Matrone Sarah Elizabeth Wardroper (1813–1892). Danach errichtete man weitere Schulen und Ausbildungsstätten für Krankenschwestern und Militärärzte in England und in den Kolonien.

Dank des Engagements von Florence Nightingale wurde die Krankenpflege als Lehrberuf anerkannt. Dies erreichte sie gegen den Widerstand von Ärzten, die Krankenschwestern für „dummes, schmutziges und trunksüchtiges Pack" hielten, das auszubilden sich nicht lohnte".

Ab 1862 widmete Florence Nightingale in Indien ihr Augenmerk vor allem auf die Gesundheit der Armee, den Zustand der öffentlichen Gesundheit und die Entwicklung der Bewässerung. 1874 wurde sie Ehrenmitglied der „American Statistical" Association.

1883 verlieh Königin Viktoria (1819–1901) Florence Nightingale als Anerkennung für ihr Lebenswerk das „Royal Red Cross". 1907 zeichnete König Eduard VII. (1841–1910) sie als erste Frau mit dem „Orden für hohe Verdienste um das britische Reich und die Menschheit" aus. Die Stadt London ernannte sie 1908 zu ihrer Ehrenbürgerin. Am 13. August 1910 starb Florence Nightingale im Alter von 90 Jahren in London. Weil sie damals wegen ihrer Verdienste um die Krankenpflege als Berühmtheit galt, wollte man sie in der „Westminster Abbey" begraben. Doch die bescheidene Florence verfügte in ihrem Testament, sie solle in St. Margaret's, East Wellow, nahe ihrem Elternhaus in Embley Park, begraben werden.

Wenige Monate nach Florence Nightingale starb auch der Schweizer Henri Dunant (1828–1910), der durch ihr Beispiel zur Gründung des „Roten Kreuzes" veranlasst wurde. 1912 stiftete man die „Florence-Nightingale-Medaille", die höchste internationale Auszeichnung, die das „Rote Kreuz" für Krankenschwestern zu vergeben hat.

Christiane Nüsslein-Volhard

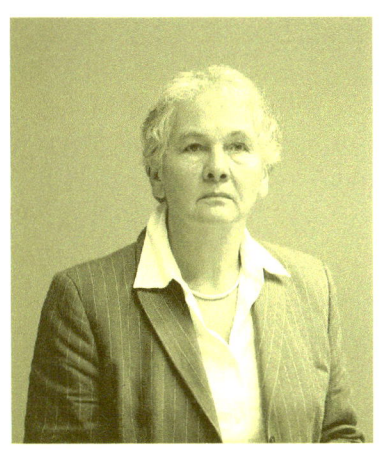

Die erste deutsche Medizin-Nobelpreisträgerin

D ie erste deutsche Forscherin, die den „Nobelpreis für Medizin" erhielt, war 1995 die Biologin Christiane Nüsslein-Volhard, geborene Volhard, aus Tübingen (Baden-Württemberg). Mit dieser hohen Auszeichnung würdigte man ihre epochemachende Entdeckung über die grundlegenden genetischen Steuerungsmechanismen der Embryonalentwicklung. Der Nobelpreis wurde ihr zusammen mit den amerikanischen Entwicklungsbiologen Edward B. Lewis und Eric Wieschaus zugesprochen.

Christiane Volhard kam am 20. Oktober 1942 in Heyrothsberg bei Magdeburg (Sachsen-Anhalt) als zweites von fünf Kindern des Architekten Rolf Volhard und der Kindergärtnerin Brigitte, geborene Haas, zur Welt. Nach dem Zweiten Weltkrieg suchte ihre Familie 1946 im Haus des Großvaters Franz Volhard, eines Herz- und Nierenspezialisten, in Frankfurt-Sachsenhausen Zuflucht.

Früh interessierte sich Christiane für Pflanzen und Tiere. Bereits im Alter von zwölf Jahren beschloss sie, Biologin zu werden. Bei der Abiturfeier hielt sie – beeinflusst von dem österreichischen Zoologen Konrad Lorenz (1903–1989) und anderen Verhaltensforschern – ein Referat über die Sprache bei Tieren.

Nach dem Abitur am Schiller-Gymnasium in Frankfurt am Main studierte Christiane Volhard von 1962 bis 1964 Biologie, Physik und Chemie an der „Johann-Wolfgang-Goethe-Universität Frankfurt" und ab 1964 Biochemie an der „Eberhard-Karls-Universität Tübingen", wo die inzwischen verheiratete Wissenschaftlerin 1968 ihr Diplom in Biochemie erwarb. Ab 1969 wirkte sie als wissenschaftliche Mitarbeiterin am Tübinger „Max-Planck-Institut für Virusforschung", wo sie ihre Diplom- und Doktorarbeit schrieb. 1973 promovierte im Fach Genetik sie zum „Doktor der Naturwissenschaft".

Danach blieb Christiane Nüsslein-Volhard bis 1974 am Max-Planck-Institut, wechselte dann mit einem Forschungsstipendium 1975/1976 an das Laboratorium von Professor Walter Gehring im „Biozentrum Basel", 1977 als Stipendiatin der „Deutschen Forschungsgemeinschaft" („DFG") an das Laboratorium von Professor Klaus Sander an der Universität Freiburg/Breisgau. Von 1978 bis 1980 fungierte sie als Forschungsgruppenleiterin am neu aufgebauten „Europäischen Molekularbiologischen Laboratorium" („EMBL") in Heidelberg. Dort arbeitete sie mit Eric F. Wieschaus zusammen, mit dem sie später den „Nobelpreis" erhielt.

1981 kehrte Christiane Nüsslein-Volhard zur „Max-Planck-Gesellschaft" („MPG") zurück, wo sie bis 1984 als Nachwuchsgruppenleiterin am Tübinger „Friedrich-Miescher-Laboratorium" wirkte. Ab 1985 war sie am „Max-Planck-Institut" für Entwicklungsbiologie in Tübingen" tätig, wo sie zur Direktorin avancierte.

Gast-Lehraufträge an der „Harvard Medical School" (1988, 1991), der „Yale University" (1989), der „Rockefeller University" (1991) und der „Indiana University" (1994) folgten. An der Tübinger Universität hat sie seit 1991 eine Honorarprofessur.

1995 wurde Christiane Nüsslein-Volhard für ihre Entdeckungen auf dem Gebiet der „genetischen Kontrolle der frühen Embryonalentwicklung" der „Nobelpreis für Medizin" verliehen. Außer ihr haben damals auch die amerikanischen Entwicklungsbiologen Eric Wieschaus und Edward B. Lewis den Medizin-Nobelpreis erhalten.

Christiane Nüsslein-Volhard und Eric Wieschaus identifizierten und systematisierten Gene, welche im Ei der Taufliege *(Drosophila melanogaster)* die Anlage des Körperplans und der Segmente steuern. Dabei betrachteten sie mehr als 2.000 verschiedene Taufliegen-Mutanten unter dem Mikroskop und untersuchten sie genetisch. Edward B. Lewis fand heraus, auf welche Weise die Gene die Entwicklung der verschiedenen Körperteile steuern. Obwohl sich die Untersuchungen der drei Forscher nur auf die Taufliege beschränkten, können die Ergebnisse auch auf höhere Lebewesen bis hin zum Menschen übertragen werden. Nach den Insekten wurde später der Zebrafisch *(Daniorerio)* als erstes Wirbeltier zum bevorzugten Objekt der entwicklungsbiologischen Arbeiten von Christiane Nüsslein-Volhard.

1998 gründete Christiane Nüsslein-Volhard zusammen mit dem langjährigen Manager der „Bayer AG", Peter Stadler, und dem Kölner Genetiker Klaus Rajewsky eine Firma für Biotechnologie, die sie „Artemis Pharmaceutical GmbH" nannten. Dieses Unternehmen war auf die Entwicklung von gentechnisch hergestellten Medikamenten spezialisiert und strebte mittelfristig den Börsengang an. Doch die Fusion mit „Exelxis" 2001 und später mit „Taconic Farms" 2008 wurde „Artemis" ein Teil von „Taconic Farms, Inc".

2004 gründete die Nobelpreisträgerin die „Christiane Nüsslein-Volhard-Stiftung". Diese hat sich die Aufgabe gestellt, begabten jungen Wissenschaftlern durch finanzielle Zuschüsse die Kinderbetreuung zu erleichtern.

Die erste deutsche Nobelpreisträgerin für Medizin wurde mit Auszeichnungen geradezu überhäuft. Das Online-Lexikon „Wikipedia" nannte Anfang 2012 folgende Ehrungen und Mitgliedschaften:

1986: Gottfried-Wilhelm-Leibniz-Preis der Deutschen Forschungsgemeinschaft

1986: Franz-Vogt-Preis der Justus-Liebig-Universität Gießen

1989: Gründungsmitglied der Academia Europea

1989: Korrespondierendes Mitglied der Heidelberger Akademie der Wissenschaften

1990: Korrespondierendes Mitglied der Nordrhein-Westfälischen Akademie der Wissenschaften und der Künste

1990: Mitglied der Royal Society London

1990: Mitglied der National Academy of Sciences Washington

1991: Mitglied der Leopoldina

1991: Albert Lasker Award for Basic Medical Research

1991: Ehrendoktorwürde der Universität Utrecht

1991: Ehrendoktorwürde der Princeton University

1991: Keith R. Porter Lecture

1992: Alfred P. Sloan Jr. Prize, Louisa-Gross-Horwitz-Preis

1993: Ehrendoktorwürde der Albert-Ludwigs-Universität Freiburg

1993: Ehrendoktorwürde der Harvard University

1994: Verdienstkreuz des Verdienstordens der Bundesrepublik Deutschland
1995: Nobelpreis für Physiologie oder Medizin
1996: Verdienstmedaille des Landes Baden-Württemberg
1997: Pour le mérite für Wissenschaften und Künste
2001–2006: Mitglied des nationalen Ethikrates der Bundesregierung
2005: Großes Verdienstkreuz des Verdienstordens der Bundesrepublik Deutschland mit Stern und Schulterband
2008: Mercator-Professur Universität Duisburg-Essen
2009: Österreichisches Ehrenzeichen für Wissenschaft und Kunst
2011: Ehrendoktorwürde der University of St. Andrews
Mitglied des Wissenschaftlichen Beirats der Ingrid-zu-Solms-Stiftung
Mitglied und derzeit auch Generalsekretärin der European Molecular Biology Organization
Aus der Feder von Christiane Nüsslein-Volhard stammen die Werke „Von Genen und Embryonen" (2004), „Das Werden des Lebens – Wie Gene die Entwicklung steuern", „Wann ist ein Mensch ein Mensch?", „Coming to life: how genes drive development" (2006).
Über das Privatleben von Christiane Nüsslein-Volhard ist wenig bekannt. Sie war von 1967 bis 1977 mit dem Physiker Volker Nüsslein verheiratet. Die kinderlose Ehe wurde 1977 geschieden. Zu den Hobbys der deutschen Nobelpreisträgerin gehören Flötespielen, Kochen, Gartenarbeit und das Hören klassischer Musik.

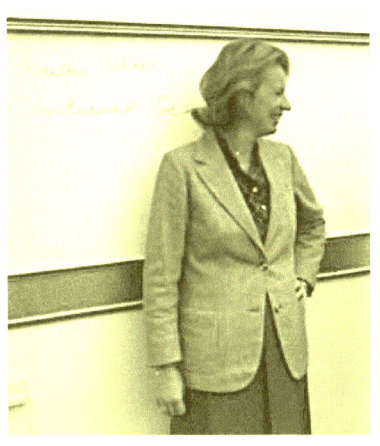

Mildred Scheel

Die Gründerin der
„Deutschen Krebshilfe"

Als Initiatorin und Präsidentin der „Deutschen Krebshil-fe" hat sich die deutsche Röntgenfachärztin und Präsidentengattin Mildred Scheel (1932–1985), geborene Wirtz, große Verdienste erworben. Tragischerweise ist sie im Alter von 53 Jahren ausgerechnet an jener tückischen Krankheit gestorben, die sie jahrelang energisch bekämpfte. Ihr „viertes Kind", die „Deutsche Krebshilfe", erhielt allein bis 1994 etwa 700 Millionen Mark an Spendengeldern.

Mildred Anna Maria Therese Wirtz kam am 31. Dezember 1932 als drittes Kind des Röntgenologen Hans-Hubert Wirtz und seiner amerikanischen Ehefrau Else, geborene Brown, in Köln zur Welt. In der Domstadt am Rhein blieb sie bis zu ihrem elften Lebensjahr. Ihre älteren Geschwister waren ein Junge, der bei der Geburt starb, und ihre Schwester Lilian. Der Vater leitete eine Praxis mit 15 Mitarbeitern.

Als kleines Kind glaubte Mildred, ihr Vater könne jeden und alles heilen. Im Alter von sieben Jahren schnitt sie den Kopf einer teuren Käthe-Kruse-Puppe, die sie zu Weihnachten geschenkt bekam, auf, um zu erfahren, was drin war. Bereits mit acht oder neun Jahren beschloss sie, später einmal wie ihr Vater Medizin zu studieren.

Während des Zweiten Weltkrieges (1939–1945) wurde bei einem Luftangriff auf Köln Mildreds Elternhaus zerstört. Danach zog der Vater mit Familie nach Amberg im bayerischen Regierungsbezirk Oberpfalz, wo seine Schwester wohnte und verlegte seine Röntgenpraxis dorthin. Nach dem Abitur in Amberg studierte Mildred Medizin in München, Innsbruck und Regensburg und bestand ihr Physikum bereits nach dem vierten Semester. Als Studentin verkehrte sie in Künstlerkreisen und fuhr gerne Ski.

Dem Examen von Mildred Wirtz folgten eine Anstellung als Medizinalassistentin in München und eine Ausbildung zur Röntgenfachärztin, da sie später die Praxis ihres Vaters in Amberg übernehmen wollte. Ab 1960 lebte sie ein Jahr in Berlin. Als ihr Vater 1962 vor Abschluss ihrer Ausbildung zur Röntgenfachärztin einem Herzinfarkt erlag, wurde dessen Praxis in Amberg verkauft.

Am 28. März 1963 brachte Mildred Wirtz in München ihre Tochter Cornelia zur Welt, der sie den Kosenamen „Nelchen" gab. Das Geheimnis, wer der Vater dieses Kindes war, nahm sie mit ins Grab. Nach vollendeter Ausbildung schaffte sie es, gleichzeitig Mutter und Ärztin zu sein. Gelegentlich nahm sie ihr „Nelchen" mit zur Arbeit, setzte diese auf den Schoß einer Patientin und bat diese, mit dem Kind zu spielen.

Im Herbst 1967 lernte die Ärztin im Sanatorium von Bad Wiessee den verwitweten Vorsitzenden der „Freien Demokratischen Partei" („FDP"), Walter Scheel, kennen. Der Politiker hatte 1966 seine Ehefrau Eva Charlotte, geborene Kronenberg, durch Krebs verloren und sich gerade einer

Nierensteinoperation unterzogen, von der er sich nur schwer erholte.

Die erste Begegnung verlief wenig romantisch: Scheel saß im Flur und wartete vor der Ambulanz auf eine Untersuchung. Dabei sah er eine hochgewachsene und schlanke Ärztin auf der Treppe aus dem Souterrain kommen, wollte aufstehen und sich vorstellen. Aber die Ärztin sagte ihm, in seinem Zustand solle er besser sitzen bleiben.

Am nächsten Sonntag fiel Frau Dr. Wirtz bei der Visite in Scheels Zimmer dessen graues Gesicht auf. Sie veranlasste, dass er mit einem Krankenwagen in die Universitätsklinik München gebracht und dort operiert wurde. Eine Stunde später stellten die Ärzte in München fest, dass Scheels Bauch voller Eiter war und er in höchster Lebensgefahr schwebte.

Einige Monate danach sahen sich Mildred Wirtz und Walter Scheel bei einer Party in München wieder. Dabei fiel der 1,82 Meter großen Mildred erstmals auf, dass Scheel mit 1,80 Meter etwas kleiner war als sie. Weil sich beide auf der Party langweilten, wechselten sie in Mildreds Schwabinger Stammlokal „Tröpfchen". Obwohl sich Mildred wegen ihres Gardemaßes einen „langen Lulatsch" als Lebensge-fährten wünschte, kamen sich beide bald näher.

Am 18. Juli 1969 heirateten Mildred Wirtz und Walter Scheel auf dem Standesamt in München. Danach lebten beide in Bonn, wo Mildred zusammen mit Kollegen in einer Praxis arbeiten wollte. Doch ihr Wunsch ging nicht in Erfüllung, weil Scheel nach der Bundestagswahl 1969 Außenminister und Vizekanzler der ersten sozialliberalen Regierung von Bundeskanzler Willy Brandt (1913–1992) wurde.

1970 schenkte Mildred Scheel ihrer Tochter Andrea Gwendolyn (Kosename „Gingi") das Leben. 1971 adoptierte das Ehepaar Scheel während einer Bolivienreise das indianische Waisenkind Simon Martin (1970). Von antiautoritärer Erziehung hielt Mildred nichts, manchmal rutschte ihr sogar die Hand aus. Die Kleinen mussten bis zum vierten Lebensjahr täglich zum Mittagsschlaf ins Bett. Gegessen wurde, was auf den Tisch kam.

Am 15. Mai 1974 wurde Walter Scheel als Bundespräsident gewählt. Mildred Scheel übernahm auf erfrischende Weise selbstbewusst die Pflichten der „First Lady". Mit ihr und ihrem Nachwuchs kehrte erstmals Kinderlachen in die „Villa Hammerschmidt" ein. Die Präsidentengattin war Schirmherrin des „Deutschen Komitees des Weltkinderhilfswerks" („UNICEF") und von 1974 bis 1979 Vorsitzende des von der Präsidentengattin Elly Heuss-Knapp (1881–1952) gegründeten „Müttergenesungswerkes".

Besonders engagierte sich Mildred Scheel für die im September 1974 gegründete „Deutsche Krebshilfe e. V.", deren Initiatorin, Vorstandsmitglied und ab 1979 Präsidentin sie war. 1974 regte sie den „Mildred-Scheel-Förderkreis" an, der Gelder für langfristige Forschungprojekte von Krebswissenschaftlern sammelte. 1976 wurde die „Deutsche Stiftung für Krebsforschung" gegründet, die man 1982 in „Dr.-Mildred-Scheel-Stiftung" umbenannte.

1977, 1978 und 1979 ist Mildred Scheel in der Bundesrepublik Deutschland als „Frau des Jahres" gewählt worden. Außerdem erhielt sie den „Dag-Hammarskjöld-Preis" der Stiftung „Pax mundi" und 1979 das „Große Bundesverdienstkreuz". Die Universität des US-Bundesstaates Maryland zeichnete sie 1980 mit der Ehrendoktorwürde aus.

Als „First Lady" sorgte die burschikose Mildred Scheel, die herzerfrischend laut lachen konnte, für allerlei Schlagzeilen: Manchmal brüskierte sie Gastgeber, weil sie keine weißen Handschuhe trug. Den Hutzwang bei bestimmten Staatsauftritten lehnte sie zunächst ab, fügte sich dann aber doch und setzte eine deckelartige Kopfbedeckung auf. Gelegentlich hatte sie die falschen Schuhe an.

Nach Ablauf der Amtszeit ihres Mannes als Bundespräsident 1979 arbeiteten Mildred Scheel und das Team der „Deutschen Krebshilfe" in Köln-Marienburg weiter. Ihre Bilanz konnte sich sehen lassen: Mehr als 250 Programme zur Krebsbekämpfung im Kontext gesundheitlicher Organisationen, Gründung der ersten deutschen Tumorzentren, Aufbau eines Nachsorgenetzes vor allem im psychosozialen Bereich, Schaffung eines Härtefonds zur unmittelbaren Unterstützung von Krebskranken, die in finanzielle Not geraten sind, und Intensivierung der Krebsforschung.

Im Gegensatz zu ihrem Ehemann, einer rheinischen Froh- und Frühnatur, war Mildred Scheel ein Nachtmensch, täglich 16 Stunden auf Trab und zeitweise sehr depressiv. Gar nicht selten riss sie Freundinnen durch Telefonanrufe weit nach Mitternacht aus dem Tiefschlaf und erzählte ihnen bis zu einer halben Stunde lang über ihre Erfolge oder Misserfolge bei der Krebshilfe.

Im April 1985 wurde in der Öffentlichkeit bekannt, dass Mildred Scheel seit längerer Zeit an Darm- und Leberkrebs litt. Sie selbst hatte schon seit Juli 1983 davon gewusst und sich damals operieren lassen. Ihrer Mitarbeiterin Annemarie Kerp sagte sie: „Ich habe keine Angst vor dem Tod". Angst habe sie vor etwas anderem: „Wenn die Menschen erfahren, dass sogar mir keiner mehr helfen konnte, werden

sie den Glauben an die Krebsvorsorge verlieren, und das
wäre eine furchtbare Katastrophe."

Am 13. Mai 1985 erlag Mildred Scheel im Alter von 52
Jahren in Köln ihrer Krankheit. Sie wurde am 20. Mai 1985
auf dem historischen „Alten Friedhof" in Bonn beerdigt, wo
auch viele andere berühmte Leute ihre letzte Ruhe fanden.

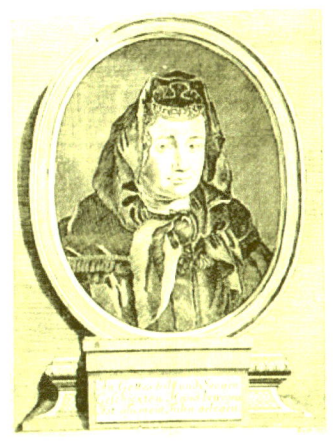

Justine Siegemundin

Brandenburgs
berühmte Hebamme

Deutschlands berühmteste Hebamme des 17. Jahrhunderts war Justina Siegmund (1636–1705), geborene Dittrich, auch Justine Siegemundin genannt. Die „Wehemutter" erfand den „gedoppelten Handgriff", mit dem bei einer Querlage des Kindes eine Wendung auf den Fuß vorgenommen und damit die Geburt ermöglicht wird. Sie wirkte als „Hof-Wehemutter" in Berlin und verfasste ein Lehrbuch, das zu den bedeutendsten Dokumenten der Medizingeschichte zählt.

Justine Dittrich kam 26. Dezember 1636 als Tochter eines evangelischen Pfarrers in Rohnstock (Schlesien) zur Welt. Sie heiratete den Renth-Schreiber Siegmund. Aufgrund ihrer Scheinschwangerschaft, die nicht gleich als solche erkannt wurde und ihr zwei qualvolle Wochen bereitete, wandte sie sich – zunächst aus persönlichem Interesse – der Geburtshilfe zu.

1683 wurde Justine Siegemundin Amtshebamme („Stadt-Wehemutter") in Liegnitz, obwohl die preußische Hebammenordnung vorschrieb, nur Frauen, die selbst geboren

179

haben, dürften als „Wehemutter" aktiv werden. Bald genoss sie großes Ansehen als Hebamme. Deswegen berief der Große Kurfürst Friedrich Wilhelm (1620–1688) sie als „Chur-Brandenburgische Hof-Wehemutter" nach Berlin. Der Kurfürst schickte sie auch an den niederländischen Hof, wo man sie bedrängte, sie solle ihr Lehrbuch mit Kupferstichen versehen und zur Drucklegung freigeben.

Justine Siegemundin legte ihr Manuskript erst der „Medizinischen Fakultät Frankfurt an der Oder" vor und erhielt am 18. März 1689 die wissenschaftliche Anerkennung durch Testat. 1690 erschien ihr Lehrbuch mit dem Titel „Die Kgl. Preußische und Chur-Brandenburgische Hof-Wehemutter. Ein höchstnöthiger Unterricht von schweren und unrechtstehenden Geburten" in Leipzig.

In dem Lehrbuch schilderte Justine Siegemundin die weiblichen Organe, gynäkologische Operationen, Gebärstuhl und Geburtsbett sowie verschiedene Handgriffe, um eine schwierige Geburt zu einem glücklichen Ende zu führen. Vor allem aber schilderte sie den „gedoppelten Handgriff", der dann zur Anwendung kam, wenn das Kind quer oder schräg lag und die Fruchtblase bereits offen war. Das Kind wurde durch innere Handgriffe mit Hilfe von Bandschlingen so gedreht, dass es mit den Füßen zuerst geboren werden konnte.

Der Untertitel des Werkes erläuterte das Anliegen der Autorin. Er lautet: „Wie nehmlich durch öffentlichen Beystand, eine wohlunterrichtete Wehe-Mutter mit Verstand und geschickter Hand dergleichen verhüten, oder wanns Noth ist, das Kind wenden könne; Durch vieler Jahre Übung selbst erfahren und wahr befunden".

Neider und Feinde setzten der Siegemundin mit Gegenschriften zu, doch die erfahrene und kluge Hebamme wusste sich ihrer Gegner fachkundig und geschickt zu erwehren. Ihr Lehrbuch erreichte bis Mitte des 18. Jahrhunderts mehrere Auflagen und wurde sogar in die niederländische Sprache übersetzt. Es ist leicht verständlich und mit wichtigen Illustrationen, vor allem zu den Kindslagen, ausgestattet. Weil es damals mit Ausnahme von Paris noch keine Hebammenschulen gab, diente das Werk als Lehrstoff und Ratgeber.

Auch unter dem ersten Preußenkönig Friedrich I. (1657–1713) arbeitete Justine Siegemundin als „Hof-Wehemutter". Zu einer Zeit, in der sich in der Regel weder Ärzte noch Wundärzte mit der Geburtshilfe befassten, demonstrierte Justine Siegemundin ihre Kunst bei zahlreichen pathologischen Geburten. Darüber führte die Hebamme genau Buch. Innerhalb von etwa drei Jahrzehnten leitete sie etwa 5000 Geburten. Am 10. November 1705 starb Justine Siegemundin im Alter von 68 Jahren in Berlin.

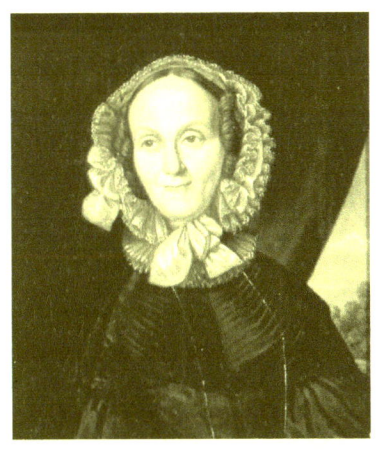

Amalie Sieveking

Die Vorkämpferin der Diakonie

Eine Vorkämpferin der evangelischen weiblichen Diakonie wurde die deutsche Krankenpflegerin Amalie Sieveking (1794–1859), obwohl sie nie Diakonisse war. Sie tat sich als Gründerin eines Vereins zur Armen- und Krankenpflege sowie als Schriftstellerin hervor. Der von ihr aus der Taufe gehobene Verein gilt als erste Organisation der freien Wohlfahrtspflege in Deutschland.

Amalie Sieveking erblickte am 25. Juli 1794 als Tochter des angesehenen Kaufmanns und Senators Heinrich Christian Sieveking und dessen Ehefrau Caroline Louise, geborene Volkmann, in der Hafenstadt Hamburg das Licht der Welt. Früh verlor Amalie ihre Mutter. Diese starb bereits 1799, als Amalia erst fünf Jahre alt war.

Über Amalie heißt es in Abhandlungen über ihr Leben und Werk, sie sei ein schwieriges Kind gewesen und habe „lärmende Knabenspiele" der Gesellschaft gleichaltriger Mädchen vorgezogen. Ungeachtet dessen erhielt sie eine Erziehung in feinen Künsten, Haushaltsführung, Musik, Kunst und Literatur.

Im Alter von 15 Jahren beweinte Amalie 1809 auch den Tod ihres Vaters. Anschließend wuchs sie bei einer Pflegemutter auf. Die Waise bekam eine schmale Pension für Senatorentöchter und verdiente sich mit Handarbeiten etwas Taschengeld dazu.

Als junge Frau war Amalie Sieveking bar jeder Anmut, heftig, ungeduldig, ehrgeizig, willensstark, heißt es. Reges Interesse zeigte sie für Wissenschaft und Literatur. Wenig Talent besaß sie dagegen für Musik und Tanz. Mit 18 Jahren zweifelte sie, ob die Ehe tatsächlich die „einzige Bestimmung des Mädchens" sei. Einerseits hielt sie die Ehe für eine gottgewollte Lebensform, andererseits galt dies aber nicht für sie selbst. Da „widersprach eine innere Stimme".

Die Kaufmannstochter Amalie ergriff den Beruf einer Erzieherin und gründete 1815 eine Freischule für arme Mädchen. Das hierfür nötige Geld sammelte sie bei ihrer reichen Verwandtschaft. Amalie brachte jungen Mädchen kostenlos Lesen, Schreiben, Geographie, Geschichte und Religion bei. Der Unterricht erfolgte bis kurz vor ihrem Tod drei- bis viermal in der Woche.

Außerdem entwickelte Amalie den Plan für eine „barmherzige Schwesterschaft" – einerseits nach katholischem Vorbild, andererseits ohne strenges Gelübde auf Lebenszeit – als Lebensgemeinschaft unverheirateter Frauen. Daraus ging später der Diakonissenorden hervor.

Nach dem frühen Tod ihres Bruders Gustav 1817 fand Amalie starken Halt im tiefen Glauben. Sie wandte sich der pietistischen Erweckungsbewegung zu, die auch in Hamburg etliche Anhänger hatte, verbrachte ihr Leben allerdings nicht in einer einsamen Klause im Gebet.

1831 brach in Hamburg eine Cholera-Epidemie aus. Deren Folge war großes Elend, das Amalie entsetzte. Während dieser Epidemie betätigte sich Amalie in Hamburger Krankenhäusern als freiwillige Krankenpflegerin. Ein „Aufruf an christliche Seelen" in der Zeitung „Bergedorfer Bote", mit dem sie gleichgesinnte Helferinnen suchte, blieb ohne Echo. Dieser Misserfolg entmutigte Amalie nicht. Bald erhielt sie im Krankenhaus die Oberaufsicht über das gesamte Pflegepersonal. Ihre Sorge, ob auch die männlichen Wärter ihre Autorität willig anerkennen würden, erwies sich als unbegründet.

Während der Cholera-Epidemie machte Amalie Sieveking die traurige Erfahrung, dass bezahlte Pflegerinnen schlecht ausgebildet und Wärter in Hospitälern recht roh waren. Nach dem Ende der Epidemie widmete Amalie fortan ihr Leben der Armenpflege. Als man ihr das Angebot unterbreitete, ein Diakonissen-Mutterhaus zu leiten, schlug sie dies aus.

Zusammen mit elf anderen bürgerlichen Frauen gründete Amalie Sieveking 1832 den „Weiblichen Verein für Armen- und Krankenpflege", einen Vorläufer der Diakonie. Dieser Verein stellte sich die Aufgabe, in freiwilliger Mitarbeit Arme und Kranke zu pflegen. Bedürftige Familien sollten mindestens zweimal in der Woche besucht, beraten und unterstützt werden. Für ihre Armenpflegerinnen schrieb Amalie genaue Instruktionen über Ordnung und Reinlichkeit sowie über Versorgung mit Lebensmitteln und Kleidung. Jedem Bedürftige sollte das „Gefühl seiner Würde" zuteil werden. Geleitet wurde der Verein von einer Vorsteherin, die man alljährlich wählte. 27 Jahre lang fungierte Amalie als Vorsteherin.

Im „Weiblichen Verein für Armen- und Krankenpflege" betrieb Amalie Sieveking vor allem Hilfe zur Selbsthilfe. Zum Bespiel ließ sie Kinderwägen anfertigen und beauftragte arbeitslose Männer, die Kleinkinder von Arbeiterinnen auszufahren. Der Grundsatz von Amalie Sieveking lautete: „Almosen geben – so wenig wie möglich, aber genügenden Lohne dem Fleißigen".

Zu Lebezeiten von Amalie Sieveking wurde ihr „Weiblicher Verein für Armen- und Krankenpflege" nicht in die evangelische Kirche eingebunden. Als man ihr die Frage stellte, ob ein Mann – beispielsweise ein Geistlicher – die oberste Leitung übernehmen sollte, antwortete sie: „Das Bedürfnis, einen Mann an die Spitze des Ganzen zu stellen, wird von uns nicht empfunden". Ein „müßiges Patronat" lähme die wirklich aktiven Mitglieder eher.

Der „Weibliche Verein für Armen- und Krankenpflege" wuchs schnell, was dazu beitrug, dass Amalie Sieveking weithin bekannt wurde. Außer in Norddeutschland gründete man auch im benachbarten Ausland ähnliche Vereine. Amalie betrieb bald einen regen Briefwechsel mit Persönlichkeiten in aller Welt. Beispielsweise mit dem Freiherrn von Stein, der Königin von Preußen, der Königin von Dänemark, der sie mehrmals persönlich begegnete, der Zarentochter Maria Pawlowna und der Großherzogin von Weimar. Häufig reiste Amalie auch ins Ausland und oft hielt sie Vorträge.

Zu den Publikationen von Amalie Sieveking zählen beispielsweise insgesamt 26 „Berichte über die Leistungen des „Weiblichen Vereins für Armen- und Krankenhauspflege" (1833–1858), „Aufruf an die christlichen Frauen und Jungfrauen Deutschlands" (1850), „Unterhaltungen über einzelne Abschnitte der Heiligen Schrift" (1855) und „Vermächtnis für meine jungen Freundinnen" (1856). In ihren Schriften stritt sie für die Mitarbeit der Frau im Reiche Gottes und für die Emanzipation.

186

Als bekannt wurde, wer ihre anonym veröffentlichten theologischen Werke verfasst hatte, erntete Amalie Sieveking heftige Kritik. Man warf ihr vor, dass „ihre mystischen Umtriebe jungen Fraunzimmern die Köpfe verwirren" und die „Schriftstellerei von Frauen nicht nur unpassend, sondern darüber hinaus auch sündlich" sei. Doch Amalie verteidigte das Recht von Frauen, theologische und auch sonst schriftstellerisch aktiv zu sein.

Zeitlebens war Amalie Sieveking nicht mit Reichtümern gesegnet. Zu ihrer schmalen Senatorentochter-Pension kamen zwei kleine Erbschaften dazu, mit denen sie zwar nicht üppig, aber auskömmlich leben konnte. Ihre persönliche Unabhängigkeit erschien ihr immer wichtig.

Amalie Sieveking starb am 1. April 1859 im Alter von 64 Jahren in Hamburg an Tuberkulose. Die Tochter aus reichem Hause wünschte sich, in einem Armensarg beerdigt zu werden. Der evangelische Theologe Johann Hinrich Wichern (1808–1881) würdigte sie als eine „wahrhaft apostolische Frau". Die Beisetzung erfolgte auf dem heute unter Denkmalschutz stehenden „Hammer Friedhof" an der Dreifaltigkeitskirche in Hamburg-Hamm. Ihre letzte Ruhe fand sie in dem von ihrem Cousin Karl Sieveking (1787–1847) erbauten und von dem Hamburger Architekten Alexis de Chateauneuf (1799–1853) entworfenen Mausoleum, der Beisetzungsstätte der Familien Sieveking und Chapeaurouge.

Ein Jahr nach ihrem Tod erschien das Buch „Denkwürdigkeiten aus dem Leben von Amalie Sieveking" (1860), das in ihrem Auftrag von ihrer Freundin Emma Poel (1811–1891) verfasst wurde. Das Vorwort hierzu schrieb der evangelische Theologe Johann Hinrich Wichern. Er hatte 1833 das Erziehungsheim „Rauhes Haus" in Hamburg gegründet und

1848 auf dem Wittenberger Kirchentag die evangelische Kirche zur „Inneren Mission" aufgerufen. In Hamburg-Volksdorf erinnern das „Amalie-Sieveking-Krankenhaus" und der „Amalie-Sieveking-Weg" an das segensreiche Wirken dieser tüchtigen Frau. Das Krankenhaus gehört heute zur evangelisch-freikirchlichen Albertinen-Gruppe. Die „Amelie-Sieveking-Stiftung" betreibt heute acht Altenheime.

Zu Ehren von Amelie Sieveking hat man im „Evangelischen Namenkalender" den 1. April als ihren Gedenktag eingeführt. 1955 widmete man ihr eine Briefmarke innerhalb der Serie „Helfer der Menschheit".

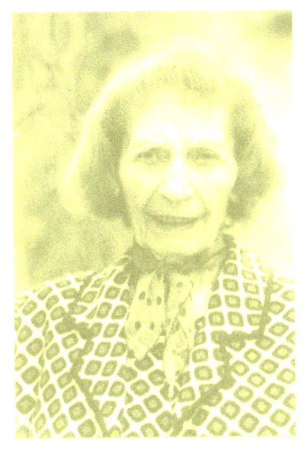

Margarete Steinbach

Die älteste aktive
Homöopathin

Eine der ältesten praktizierenden Ärztinnen der Welt und zugleich eine der bekanntesten Homöopathinnen in Deutschland war die Sanitätsrätin Dr. med. Margarete Steinbach (1897–1994) aus Chemnitz in Sachsen. Sie praktizierte nahezu sieben Jahrzehnte lang bis zu ihrem Tod im Alter von 96 Jahren. Ehemalige dankbare Patienten schrieben ihr über Jahrzehnte hinweg Berge von Briefen und Karten.

Margarete Steinbach wurde am 13. September 1897 als älteste Tochter eines Agrarwirts und Beamten in Sonderburg, das heute zu Dänemark gehört, geboren. Ihre Kindheit verbrachte sie auf einem großen landwirtschaftlichen Familienanwesen. Später zog sie mit ihren Eltern nach Hamburg und besuchte dort ein freies Gymnasium.

Eigentlich wollte Margarete Steinbach gerne Architektin werden und Häuser, Möbel und Stoffe entwerfen. Da Architektur ihren Eltern für ein Mädchen als unpassend erschien, studierte sie statt dessen von 1918 bis 1924 Medizin in Hamburg, Berlin und Leipzig. Neben medizinischen Vorlesungen besuchte sie auch philosophische und schöngeistige.

Mit der Homöopathie kam Margarete Steinbach erstmals als Studentin in Leipzig in Berührung. Dort begegnete sie auch dem Medizinstudenten Kurt Steinbach (1895–1969), der statt Arzt lieber Maler geworden wäre. Die beiden heirateten 1924, beendeten im selben Jahr ihre Studien mit dem Staatsexamen und zogen nach Chemnitz.

In der ersten gemeinsamen Wohnung eröffnete Margarete Steinbach 1925 eine kleine Praxis. Ein Raum bildete das Behandlungszimmer, Flur und Treppenhaus dienten als Wartezimmer. Ihr Mann, der erst später als Nervenarzt selbständig praktizierte, wirkte damals als Volontärarzt in der „Städtischen Nervenheilanstalt Chemnitz".

Die junge Ärztin setzte von Beginn an auf Homöopathie und Naturheilkunde. Dies minderte zwar teilweise bei den Kollegen ihr Ansehen, half aber vielen Patienten. Für jeden Kranken nahm sie sich viel Zeit, um bis zu den Ursachen seines Leidens vorzustoßen. Bald sprachen sich ihre Erfolge in Chemnitz und Umgebung herum. Schon 1926 kamen täglich bis zu 200 Patienten zu Frau Dr. Steinbach, die oft bis spät in die Nacht arbeiten musste.

Von den verschiedenen Praxen, in die Margarete Steinbach im Laufe der Zeit umzog, gefiel ihr diejenige im ersten Stock über der alten „Löwen-Apotheke" in Leipzig am besten. Sie umfasste drei Wartezimmer, zudem bot die Löwen-Apotheke im Erdgeschoss ausdrücklich homöopathische Mittel an. Diese Praxis wurde am 5. März 1945 während der Bombardierung von Chemnitz zerstört.

Nach dem Zweiten Weltkrieg führte Frau Dr. Steinbach zunächst in einer zur Praxis ausgebauten Garage ihre Sprechstunden durch. 1945 gehörte sie dem Ärzteausschuss beim Gesundheitsamt der Stadt Chemnitz an. Zu jener Zeit nahm sie bei vielen Frauen, die von russischen Soldaten vergewaltigt worden waren, illegale Abtreibungen vor. Deswegen stellte man sie amtlich zur Rede, sie konnte jedoch ihre Einstellung verteidigen und wurde nicht weiter verfolgt.

Als Margarete Steinbach 1957 mit 60 Jahren ihre Praxis auflösen und in Rente gehen wollte, hielten Patienten sie von diesem Schritt ab. Nach dem Tod ihres Mannes 1969 richtete sie sich in dessen früherer Praxis im Wohnhaus Heimgarten 92 ein und betreute nur noch Privatpatienten. Wenn sie zur Zeit der ehemaligen „Deutschen Demokratischen Republik" („DDR") als Rentnerin zweimal im Jahr nach München fuhr, kamen Patienten aus Westdeutschland, Paris und Rom dorthin. Seit der Grenzöffnung 1989 suchten Kranke aus aller Welt sie in Chemnitz auf.

In ihrer knapp bemessenen Freizeit interessierte sich Margarete Steinbach vor allem für die Kunst. Die Ärztin zeichnete, entwarf Möbel, sang, spielte Klavier und komponierte. Außerdem vertiefte sie ihre Kenntnisse in sieben Fremdsprachen (Dänisch, Deutsch, Französisch, Englisch, Russisch, Tschechisch, Ungarisch). Sie beherrschte Latein und lernte später sogar Chinesisch. Mit 96 lernte sie sogar nachts Gedichte in Französisch, Englisch und Latein.

Körperlich hielt sich Frau Dr. Steinbach seit ihrer Jugend durch gesunde Ernährung und verschiedene Sportarten fit. Bewusst aß sie nie üppig oder fett, trank manchmal ein Glas Whisky, Rotwein oder Champagner, was sie auch ihren Patienten zugestand. Gerne spielte sie Tennis, segelte, trieb Aerobic, war noch mit 80 Jahren eine begeisterte Reiterin, fuhr bis 89 Auto, beteiligte sich noch mit 90 an Klettertouren und reiste in viele Länder.

Obwohl sie eigentlich Berge nicht mochte, hatte Margarete Steinbach ihrem Mann zuliebe mit dem Klettern begonnen. Gemeinsam mit ihrem Gatten ging sie oft zum Bergsteigen in der Sächsischen Schweiz, wo sie sogar eine Seilschaft anführte. Einen langjährigen Freund von ihr, dem Chefarzt der Klinik für Anästhesie und Intensivmedizin am Klinikum Chemnitz, Dr. Manfred Kögel, stellte sie nach einem Armbruch mit 84 Jahren als erstes die Frage: „Wann kann ich wieder klettern?"

Anfang Oktober 1993 erklärte Margarete Steinbach beim Gespräch mit einer Journalistin der Chemnitzer Zeitung „Freie Presse", ein Leben in Langeweile sei das Schrecklichste, was sie sich vorstellen könne. Witzig und schlagfertig beantwortete sie alle Fragen und brillierte mit einem erstaunlichen Universalwissen.

Selbst als 96-Jährige zog Margarete Steinbach noch täglich den Arztkittel an. Im Flur ihres kleinen Hauses lag stets das Stethoskop griffbereit. Sogar in den letzten zwei Wochen ihres Lebens, als sie bereits bettlägerig war, praktizierte sie per Telefon vom Bett aus. Am 28. Februar 1994 starb Margarete Steinbach im Alter von 96 Jahren in Chemnitz. Um sie trauerten 44 Patenkinder und zahlreiche ehemalige Patienten.

Anlässlich des 100. Geburtstages von Margarete Steinbach eröffnete das Schlossbergmuseum in Chemnitz am 13. September 1997 zu Ehren der berühmten homöopathischen Ärztin eine Ausstellung. Dabei wurden Medikamente, Instrumente und Fotos aus ihrem Leben gezeigt. Die Schau kam mit Unterstützung ihrer Schwester Lieselotte Pollock, ihrer ehemaligen Haushälterin und mit Exponaten des „Historischen Museums Schloß Köthen/Anhalt" zustande.

In manchen Biografien wird Margarete Steinbach irrtümlich als älteste Ärztin der Welt bezeichnet. Noch länger als sie hat in Wirklichkeit die amerikanische Kinderärztin Leila Denmark (1898–2012) gearbeitet. Diese behandelte noch mit 103 Jahren junge Patienten in ihrer Praxis in Atlanta (Georgia). Erst als ihre Augen versagten, schloss sie ihre Praxis, beriet aber Hilfe suchende Eltern noch telefonisch. Am 1. April 2011 starb sie im Alter von 114 Jahren und galt damals weltweit als viertältester Mensch.

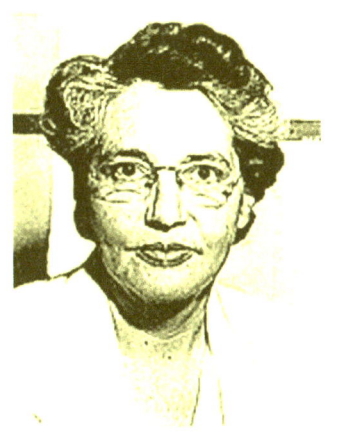

Helen Brooke Taussig

Die „First Lady"
der Cardiologie

Als Begründerin der Herzheilkunde für Kinder ging die amerikanische Ärztin Helen Brooke Taussig (1898–1986) in die Geschichte der Medizin ein. Die „First Lady der Cardiologie" entwickelte eine Operation, die zahlreichen Kindern mit angeborenen Herzfehlern das Leben rettete. Dafür wurde ihr große Anerkennung und Dankbarkeit zuteil.

Helen Brooke Taussig kam am 24. Mai 1898 in Cambridge (Massachusetts) zur Welt. Ihr Vater war der Harvard-Ökonom Frank W. Taussig, ihre Mutter Edith Thomas eine der ersten Studentinnen am Radcliffe-College. Die Mutter starb bereits, als Helen erst elf Jahre alt war.

Während der ersten Schuljahre litt Helen unter schwerer Legasthenie. Ihre Lese- und Rechtschreibschwäche überwand sie durch fleißige Arbeit und umfassende Betreuung ihres Vaters. 1917 absolvierte Helen die „Cambridge School for Girls". Danach studierte sie zwei Jahre lang am Radcliffe-College und machte 1921 einen Bachelor-Abschluss an der „University of California".

Anschließend folgte ein Studium an der „Harvard Medical School" und an der „University of Boston".

1927 schloss Helen Brooke Taussig ihr Studium der Medizin an der „John Hopkins University" in Baltimore (Maryland) ab. Wenig später übernahm sie die Leitung der Herzklinik des „Harriet Lane Home", eines Heims für schwerbehinderte Kinder. Dort entwickelte sie sich bald zur Expertin für Kinderherzkrankheiten.

Damals galten angeborene Herzfehler als hoffnungslose Fälle. Die Ärztinnen und Ärzte konnten dagegen nicht viel mehr tun, als zu pflegen, zu trösten und abzuwarten. Diesem unerträglichen Zustand machte Helen Brooke Taussig ein Ende, als sie zusammen mit ihrem Mitarbeiter Alfred Blalock (1899–1964) die „Blue Baby Operation" entwickelte. Durch diesen Eingriff konnten blausüchtige Kinder, die wegen eines angeborenen Herzfehlers an teilweise lebensbedrohlichem Sauerstoffmangel litten, geheilt werden.

Die erste erfolgreiche Operation bei einem Kind mit angeborenem Herzfehler wurde am 29. November 1944 durch Alfred Blalock am „John Hopkins Hospital" in Baltimore an einem anderthalb Jahre alten Mädchen vorgenommen. Es handelte sich um einen Fall von „Fallotscher Tetralogie". Typisch für diese sind Verengung der Lungenarterie, Defekt der Herzscheidewand, Vergrößerung der rechten Herzkammer und Rechtsverlagerung der Hauptschlagader. Das Blut fließt größtenteils im Kurzschluss an der Lunge vorbei und wird nicht ausreichend mit Sauerstoff gesättigt. Davon betroffene Kinder leiden unter schwerer Atemnot und sehen blau aus.

Helen Brooke Taussig hatte erkannt, dass bei den „blauen Babys" vor allem das Ausmaß der Lungendurchblutung die

Schwere der Krankheit bestimmt. Sie kam auf die Idee, eine künstliche Verbindung zwischen den Arterien des großen Kreislaufes und den Lungenarterien zu schaffen, um den Blutzufluss durch die Lunge zu erhöhen.

Bei der ersten Operation verband Blalock die linke Schlüsselbeinarterie mit der linken Lungenarterie. Der Eingriff linderte jedoch nur vorübergehend die Symptome. Daraufhin verfeinerte Blalock die so genannte Blalock-Taussig-Anastomose und erreichte bereits beim dritten Versuch eine anhaltende Besserung. Im Mai 1945 publizierten Blalock und Taussig ihre Arbeit „Die chirurgische Behandlung von Mißbildungen des Herzens".

Helen Brooke Taussig bewies als Erste, dass Fehler in den Lungen sowie im Herzen durch Röntgenaufnahmen erkannt werden können, was zuvor kein Mediziner für möglich gehalten hatte. Diese Methode wurde in ihrem Buch „Congenital Malformations of the Heart" beschrieben. Danach konnten angeborene Herzfehler auch von Nichtspezialisten diagnostiziert werden. Daraufhin verbesserte sich die Behandlung der Herzkranken schlagartig.

1959 wurde Helen Brooke Taussig die erste Professorin der „Medizinischen Fakultät" der „John Hopkins University". 1962 kam sie nach Deutschland, um dort zu studieren, weshalb schwangere Frauen, die das Beruhigungsmittel „Contergan" einnahmen, in bis dahin unbekannter Häufigkeit Kinder mit fehlgebildeten Gliedmaßen zur Welt brachten. Ihren Bemühungen ist es zu verdanken, dass es in den USA zu keiner Contergankrise kam und dass Tausende von Kindern und werdenden Eltern vor diesem Medikament sicher waren.

1963 ging sie als Professorin in den Ruhestand, unterrichtete und publizierte aber weiter und hielt immer noch

Vorträge. Von den rund 100 wissenschaftlichen Arbeiten, die sie insgesamt publiziert hat, veröffentlichte sie 41 nach dem Verlassen der „John Hopkins University". Sie trat für die Verwendung von Tieren in der medizischen Forschung und für die Legalisierung der Abtreibung ein.

Während der späteren Zeit ihrer medizinischen und wissenschaftlichen Karriere verlor Helen Brooke Taussig ihr Gehör. Deswegen lernte sie, von den Lippen zu lesen und verwendete statt eines Stethoskops ihre Finger, um den Rhythmus des Herzschlags zu spüren.

Präsident Lyndon B. Johnson (1908–1973) verlieh Helen Brooke Taussig 1964 zum Dank für ihren Einsatz gegen die Verbreitung von „Contergan" die „Medal of Freedom", die höchste Auszeichnung der USA. Zeitweise war sie die erste weibliche Präisdentin der „American Heart Association".

Am 20. Mai 1986 kam die verdienstvolle Ärztin im Alter von 87 Jahren in Kennett Square (Pennsylvania) durch einen Autounfall ums Leben. Sie hatte sich zusammen mit Freunden auf der Fahrt zu einem Wahllokal befunden, wo sie bei einer Kommunalwahl ihre Stimme abgeben wollte. Ihr Tod ereignete sich vier Tage vor ihrem 88. Geburtstag. Ihre letzte Ruhe fand sie auf dem Friedhof „Mount Auburn Cemetery" außerhalb von Cambridge in Massachusetts.

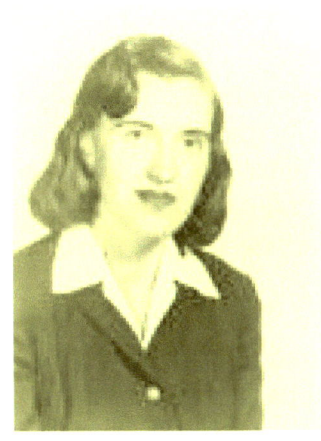

Rosalyn Sussman Yalow

Die Physikerin
und Nuklearmedizinerin
von Weltrang

Zu den bedeutendsten Physikerinnen und Medizinerinnen gehört die amerikanische Wissenschaftlerin Rosalyn Sussman Yalow, geborene Sussman. Sie erhielt 1977 als zweite Frau – nach der Amerikanerin Gerty Therese Cori (1896–1957) – den „Nobelpreis für Medizin". Diese hohe Auszeichnung wurde ihr für die Entwicklung der als Radioimmunoassay bezeichneten Indikatormethode zur Bestimmung der Peptidhormone zugesprochen.

Rosalyn Sussman kam am 19. Juli 1921 als zweites Kind von Simon Sussman und seiner Ehefrau Clara, geborene Zipper, im New Yorker Stadtteil Bronx zur Welt. Ihr Vater stammte aus der East Side von New York City, dem Schmelztiegel für osteuropäische Emigranten. Ihre Mutter war im Alter von vier Jahren aus Deutschland in die USA eingewandert.

Sowohl der Vater als auch die Mutter von Rosalyn hatten keine höhere Schule besucht. Die kleine Rosalyn konnte bereits lesen, bevor sie in den Kindergarten kam. Weil die Familie keine Bücher besaß, holten sich Rosalyn und ihr

199

älterer Bruder Alexander jede Woche in einer Volksbücherei neuen Lesestoff.

Ab der siebten Schulklasse interessierte sich Rosalyn besonders für Mathematik. Ihr Chemielehrer an der „Walton High School" weckte ihr Interesse an Chemie. Aber nach ihrem Wechsel an das „Hunter College" in New York City studierte sie vor allem Physik bei den Professoren Herbert N. Otis und Duane Roller.

Während der Collegezeit von Rosalyn Sussman in den späten 1930-er Jahren gehörten Physik und teilweise Nuklearphysik zu den spannendsten wissenschaftlichen Arbeitsfeldern. Zu jener Zeit schien es fast so, als würde jedes große Experiment auf diesem Gebiet den Nobelpreis einbringen.

1937 veröffentlichte Eve Curie die Biographie ihrer Mutter, der Physikerin und zweifachen Nobelpreisträgerin Marie Curie (1867–1934), eines der am meisten von Wissenschaftlerinnen gelesenen Bücher. Als der Physiker Enrico Fermi (1901–1954) im Januar 1939 an der „Columbia University" ein Colloquium über die neuentdeckte Kernspaltung gab, hing Rosalyn in den Dachsparren und hörte aufmerksam zu.

Schon damals plante Rosalyn Sussman eine wissenschaftliche Karriere in Physik. Ihre mehr praktisch orientierte Familie dagegen hielt den Beruf einer Grundschullehrerin für sie als geeigneter. Doch während des letzten Semester am „Hunter College" im September 1940 erfuhr Rosalyn von einem ihrer Physikprofessoren, der inzwischen am „Massachusetts Institute of Technology" arbeitete, sie könne als Teilzeitsekretärin des Biochemikers Rudolf Schoenheimer am „College of Physicans and Surgeons" der „Columbia Unversity" arbeiten. Vorher müsse sie jedoch noch Stenographie lernen.

Im Januar 1941 erwarb Rosalyn Sussman am „Hunter College" in New York City als erste Frau einen akademischen Bachelor-Grad. Danach besuchte sie eine Business School, an der sie jedoch nicht lange blieb. Mitte Februar 1941 erhielt sie das Angebot, eine Stelle als Assistentin für Physik an der „University of Illinois" in Urbana anzutreten. Sie zerriss ihre Stenographiebücher, arbeitete bis zum Juni als Sekretärin und besuchte im Sommer zwei kostenlose Physikkurse unter Schirmherrschaft der „New York University".

Im September 1941 wechselte Rosalyn Sussman an die „University of Illinois" in Urbana. Dort war sie beim ersten Treffen am „College of Engineering" die einzige Frau unter 400 Teilnehmern, wozu ihr der Dekan der Fakultät gratulierte. Bereits am ersten Tag begegnete sie dem Physikstudenten Aaron Yalow, der in ihrem weiteren Leben bald eine wichtige Rolle spielte. Das erste Jahr an der „University of Illinois" war für Rosalyn nicht leicht. Zuvor hatte sie weder an der High School noch im „Hunter College" zusammen mit Jungen Unterricht gehabt.

1943 heirateten Rosalyn Sussman und Aaron Yalow. Aus ihrer Ehe gingen der Sohn Benjamin (geboren 1952) und die Tochter Elanna (geboren 1954) hervor. Im Januar 1945 promovierte Rosalyn an der „University of Illinois" zum „Doktor der Philosophie". Danach kehrte sie nach New York City zurück, wohin ihr im September 1945 ihr Mann folgte.

Von 1946 bis 1950 war Rosalyn Sussman Yalow Dozentin am New „Yorker Hunter College". Ab 1950 wirkte sie am Isotopeninstitut des „Veterans Administration Hospitals" im New Yorker Stadtteil South Bronx, wo sie ab 1968 die Abteilung für Radio-Isotope und von 1970 bis 1980 die

Abteilung für Nuklearmedizin leitete. Von 1972 bis zu ihrer Versetzung in den Ruhestand war sie dort leitende Wissenschaftlerin für medizinische Forschung.

Zwischen 1973 und 1992 führte Rosalyn Sussman Yalow das „Solomon A. Berson Forschungslabor" des „Veterans Administration Medical Centers". Außerdem leitete sie in der ersten Hälfte der 1980-er Jahre die klinisch-wissenschaftliche Abteilung des „Montefiore-Hospitals" in der Bronx. Zusätzlich lehrte sie von 1968 bis 1979 als Professorin an der „Mount Sinai School of Medicine" und von 1979 bis 1985 am „Albert Einstein College" der Yeshiwa Universität in New York City. 1985 wurde sie emeritiert, hatte aber ab 1986 die „freie" Professur an der „Mount Sinai School of Medicine" inne.

Im Herbst 1977 wurde Rosalyn Sussman Yalow mit dem „Nobelpreis für Medizin" ausgezeichnet. Eine Hälfte des Nobelpreises ging an sie, die andere Hälfte teilten sich Dr. Roger Guillemin „vom Salk-Institut in San Diego (Kalifornien) und Dr. Andrew Schally vom Veteranenkrankenhaus in New Orleans (Louisiana). Rosalyn Sussman Yalow erhielt mehr als 60 Ehrendoktortitel.

Berühmte Frauen
aus der Medizin

Agnodike
griechische Ärztin
lebte um 300 v. Chr. in Athen

Agnodike studierte in Männerkleidung bei dem griechischen Arzt Herophilos Medizin und Geburtsheilkunde, weil dies Frauen nicht möglich war. Sie praktizierte danach in männlicher Garderobe so erfolgreich in Athen, dass Neider den vermeintlichen Arzt anklagten, er verführe die Patientinnen. Daraufhin gab sich Agnodike als Frau zu erkennen, worauf ihr Vorspiegelung falscher Tatsachen und Praktizieren als Frau vorgeworfen wurde. Einer Verurteilung zum Tode entging sie nur deshalb, weil sich zahlreiche Frauen auf ihre Seite stellten und ihren Männern im Fall einer Verurteilung Agnodikes drohten, sie zu verlassen. Die Folge war: Agnodike durfte weiter praktizieren und eine Gesetzänderung erlaubte, dass frei geborene Frauen Medizin studieren und praktizieren durften. Ihnen war es aber nur erlaubt, Patientinnen zu untersuchen und zu behandeln.

Lou Andreas-Salomé
Psychoanalytikerin
und Schriftstellerin
geboren am 12. Februar 1861 in St. Petersburg (Russland)
gestorben am 5. Februar 1937 in Göttingen

Lou Andreas-Salomé war das sechste Kind und die einzige Tochter des deutsch-baltischen Generals Gustav von Salomé und seiner Ehefrau Louise Wilm. 1880 verließ sie in Begleitung ihrer Mutter St. Petersburg und studierte in Zürich Theologie, Philosophie und Kunstgeschichte. Ein Jahr später riet man ihr wegen ihres beginnenden Lungenleidens zu Kuraufenthalten. Sie reiste mit ihrer Mutter nach Rom und lernte dort die Schriftstellerin Malwida von Meysenburg (1816–1903) sowie die deutschen Philosophen Paul Rée (1849–1901) und Friedrich Nietzsche (1844–1900) kennen. Lou, Rée und Nietzsche planten die Errichtung einer „Wohn- und Studiergemeinschaft" in Berlin, die jedoch scheiterte, als die junge Frau die Heiratsanträge der beiden Männer ablehnte. Danach schlug Nietzsches Sympathie in Hass um. In der Folgezeit bereiste Lou mit Rée europäische Großstädte und verfasste psychologische und religionsphilosophische Schriften, Rezensionen, Essays, Erzählungen und Romane. Ihr Pseudonym hieß „Henri Loo". Ein Wendepunkt in ihrem Leben trat ein, als sie 1911 beim Weimarer Kongress der „Internationalen Psychoanalytischen Gesellschaft" zum Wiener Kreis der Psychoanalytiker stieß und die Psychoanalyse des österreichischen Nervenarztes Sigmund Freud (1856–1939) kennen lernte. Ab 1903 lebte Lou Andreas-Salomé zusammen mit ihrem Ehemann, dem Orientalisten Carl Friedrich Andreas (1846–1930), in Göttingen, wo sie

1915 eine psychoanalytische Praxis eröffnete, in der sie bis zu ihrer schweren Krebsoperation 1935 erfolgreich als psychoanalytische Therapeutin wirkte.

Antiochis
Kleinasiatische Ärztin
zweites Jahrhundert n. Chr.

Antiochis war vermutlich die Tochter des Arztes Diodotus und praktizierte als Ärztin. Der römische Arzt griechischer Herkunft, Claudius Galenus (um 129–um 199), der zunächst in seiner Heimatstadt Pergamon und später in Rom wirkte, erwähnte Antiochis als Erfinderung eines Heilmittels gegen Milzschmerzen, Ischias und Rheumatismus.

Virginia Apgar
amerikanische Ärztin
geboren am 7. Juni 1909 in Westfield (New Jersey)
gestorben am 7. August 1974 in New York City

Virginia Apgar wurde 1937 die erste weibliche Anästhesistin und arbeitete von 1949 bis 1959 als erster weiblicher „Professor für Anästhestie" am „Columbia College of Physicians and Surgeons". Ab 1938 war sie Direktorin des „Department of Anesthesiology" am „Columbia-Presbyteryan Medical Center". 1952 präsentierte sie das nach ihr benannte Apgar-Schema zur Beurteilung eines Neugeborenen etwa eine Minute nach der Geburt. Dabei werden Herzfrequenz, Atmung, Reflexverhalten, Muskeltonus und Hauptdurchblutung bewertet. Die Befunde ordnet man in ein Punkteschema ein. Als optimal gelten 9 bis 10 Punkte, nicht unter 7. Von 1959 bis 1967 leitete Virginia Apgar die „Division of Congenital Malformations" der „National Foundation-March of Dimes". Zwischen 1967 bis 1972 fungierte sie als Direktorin der „National Foundation" und von 1973 bis 1974 wirkte sie als Vizepräsidentin „for medical affairs". Zusammen mit Joan Beck schrieb sie das Buch „My Bay All Right?" (1972).

Aspasia
griechisch-römische Gynäkologin
lebte im 2. Jahrhundert n. Chr.

Aspasia praktizierte im 2. Jahrhundert n. Chr. als Gynäkologin und Chirurgin. Angeblich schrieb sie Bücher über Krankheiten und Frauen, vor allem von Schwangeren und Gebärenden, die verschollen sind.

Clara Barton
Gründerin des „Amerikanischen Roten Kreuzes"
geboren am 25. Dezember 1821
in North Oxford (Massachusetts)
gestorben am 12. April 1912
in Glen Echo (Maryland)

Clara Barton gründete 1853 die erste freie Schule in New Jersey und wurde 1854 im Patentamt der amerikanischen Regierung in Washington die erste weibliche Regierungsangestellte der USA. Während des „Amerikanischen Bürgerkrieges" (1861–1865) versorgte sie verwundete

Soldaten, was ihr die Ehrentitel „Engel des Schlachtfeldes" und „Florence Nightingale Amerikas" einbrachte. 1865 rief sie in den USA den weltweit ersten Vermisstensuchdienst ins Leben. Nach einem Europaaufenthalt, bei dem sie den schweizerischen Schriftsteller und Philanthropen Henry Dunant (1828–1910), den Gründer des „Roten Kreuzes", kennen gelernt hatte, hob sie 1881 das „Amerikanische Rote Kreuz" aus der Taufe und wurde dessen erste Präsidentin.

Emily Blackwell
amerikanische Ärztin
geboren am 8. Oktober 1826
in Bristol (England)
gestorben am 7. September 1910
in York Cliffs (Maine)

Emily Blackwell wanderte 1832 mit ihren Eltern und Geschwistern in die USA aus. Sie war die jüngere Schwester von Elizabeth Blackwell (1821–1910), die 1849 Amerikas erste Ärztin wurde. 1848 begann Emily ein Medizinstudium am „Rush Medical College" in Chicago und bestand später das Doktorexamen. 1857 eröffnete ihre Schwester Elizabeth das erste Frauen- und Kinderkrankenhaus in New York City. Emily arbeitete für Elizabeth zunächst als Hebamme, später leitete sie zusammen mit der Ärztin Marie Zakrzewska (1829–1902) das New Yorker Frauen- und Kinderkrankenhaus. Diesem gliederte man ein medizinisches Kolleg an, das Frauen die Ausbildung zur Ärztin erleichterte. Emily Blackwell war eine brillante Organisatorin und Managerin.

Marie Anne Victoire Boivin
französische Hebamme
geboren am 9. April 1773 in Montreuil bei Versailles
gestorben am 16. Mai 1841 in Paris

Marie Anne Victoire Boivin galt als berühmteste Hebamme
ihrer Zeit. Entscheidende Anregungen für ihre Arbeit erhielt
sie von 1797 bis 1811 am Pariser „Hospice de la maternité"
durch die Hebammen Marie-Louise Lachapelle (1769–
1822) und Chaussier. Ihr Werk „Mémorial de l'art des
acouchements" erreichte mehrere Auflagen und erregte die
Eifersucht der Lachapelle, die sie aus der Maternité
vertrieb. Danach wirkte sie im Hospital von Poissy und an
der „Maison de Sainté". Damals übersetzte sie englische
gynäkologische Schriften und schrieb ein Werk über
Gebärmutterblutungen (1819). Es folgten Abhandlungen
über Blasenmole, Aborte, Beckenmessung und Kaiser-
schnitt. Die Universität Marburg verlieh Marie Anne
Victoire Boivin den Doktortitel.

Dorothy Burlingham
amerikanische Kinderpsychologin
geboren am 11. Oktober 1891 in New York City
gestorben am 19. November 1979 in London

Dorothy Tiffany Burlingham, Mutter von vier Kindern,
wohnte ab 1925 mit ihrer Lebensgefährtin Anna Freud
(1895–1982) zusammen. Im Sommer 1937 eröffneten die
beiden Kinderpsychologinnen die „Jackson Nurserey",
einen Kindergarten für Kleinkinder, in dem Anna ihre
Studien über Aspekte kindlichen Essverhaltens begann. Von

1940 bis 1945 leiteten Dorothy und Anna das „Residential War Nurserey for Homeless Children". Dort fanden durch die Kriegsereignisse verwaiste oder von ihren Eltern getrennte Kinder Zuflucht und pädagogisch wertvolle Betreuung. Anna Freud und Dorothy Burlingham waren die Ersten, die den tiefgreifenden Einfluss von Trennungserfahrungen auf die persönliche Weiterentwicklung von Kindern erkannt und begriffen haben. Eine Erfahrungsstudie hierüber erschien in Deutschland unter dem Titel „Heimatlose Kinder" (1971).

Marie Colinet
schweizerische Hebamme
lebte im 16./17. Jahrhundert

Marie Colinet, die Tochter eines Buchdruckers in Genf, heiratete 1587 den berühmten deutschen Wundarzt Wilhelm Fabricius Hildanus (1560–1634), eigentlich Wilhelm Fabry von Hilden, der in dem Ort Hilden bei Düsseldorf geboren wurde und ab 1585 ein Wanderleben in Deutschland und der Schweiz führte. Hildanus gilt als der bedeutendste deutsche Chirurg der Renaissance. Er verbesserte verschiedene Operationstechniken und entwickelte mehrere chirurgische Instrumente. Die auch „Hildana" genannte Marie assistierte ihrem Gatten, schiente Knochenbrüche und nahm erfolgreich Kaiserschnitte vor. 1624 erfand sie die Entfernung von Stahl- oder Eisenteilchen aus dem Auge mit Hilfe eines Magneten, was später irrtümlich ihrem Ehemann zugeschrieben wurde. Außerdem betätigte sie sich schriftstellerisch auf medizinischem und auf religiösem Gebiet.

Jacoba Felicie
französische Ärztin
lebte im 14. Jahrhundert

Jacoba Felicie praktizierte in Paris als Ärztin und wurde 1322 mehrfach von einem Gericht wegen illegaler Ausübung ihres Berufes verurteilt. Dies geschah, obwohl mehrere Zeugen vor Gericht aussagten, sie habe erheblich weniger Geld für Heilungen erhalten als angesehene Ärzte für erfolglose Behandlungen. Nur dank der Unterstützung durch mächtige Freunde konnte Jacoba Felicie nach zahlreichen Prozessen endlich in Ruhe praktizieren.

Käte Frankenthal
deutsche Ärztin, Psychiaterin,
Sozialhygienikerin und
Gesundheitspolitikerin
geboren am 30. Januar 1889 in Kiel
gestorben am 21. April 1976
in New York City

Käte Frankenthal arbeitete von 1914 bis 1915 als Assistenzärztin am Rudolf-Virchow-Krankenhaus in Berlin und danach während des Ersten Weltkrieges als Militärärztin in der österreichisch-ungarischen Armee. Von 1918 bis 1924 wirkte sie als Assistenzärztin an der Berliner „Charité". Nebenbei betrieb sie eine Privatpraxis, in der sie Ehe- und Sexualberatung gab und kostenlos Verhütungsmittel verteilte. Als Kommunalpolitikerin der „Sozialdemokratischen Partei Deutschlands" („SPD") gehörte sie von 1920 bis 1925 dem Bezirksparlament von Berlin-Tiergarten und von 1925 bis 1931 der Stadtverordnetenversammlung an. Ab 1928 war sie stellvertretende Stadtärztin und Schulärztin für den Stadtbezirk Neukölln und leitete die kommunale Eheberatungsstelle. Nach der Machtergreifung der Nationalsozialisten 1933 wurde sie wegen ihrer „nichtarischen" Herkunft entlassen. Sie emigrierte nach New York City und eröffnete dort 1947 eine psychoanalytische Praxis.

Marie Heim-Vögtlin
geborene Vögtlin
erste schweizerische Ärztin
geboren am 7. Oktober 1845
in Bözen bei Brugg (Kanton Aargau)
gestorben am 7. November 1916
in Zürich

Marie Vögtlin, die Tochter des Pfarrers von Bözen (Kanton Aargau), studierte ab 1868 Medizin in Zürich. Dies löste in der Schweiz einen Skandal aus, weil bis dahin an der Universität Zürich nur einige Ausländerinnen studiert hatten. Ihr Vater musste schriftlich eine Bewilligung einholen, damit sie 1873 zum Examen zugelassen wurde. Danach spezialisierte sie sich in Leipzig zur Gynäkologin und arbeitete als Assistentin an der königlichen Entbindungsanstalt Dresden. Am 11. Juli 1874 promovierte sie in Zürich und wurde damit die erste schweizerische Ärztin. 1875 heiratete sie den Geologen Albert Heim (1849–1937) und praktizierte als Frauenärztin. 1901 gründete sie eine Pflegerinnenschule. Sie war führend in der Abstinenzbewegung und im Kampf für das Frauenstimmrecht.

211

Hildegard Hetzer
österreichische Kinder- und Jugendpsychologin
geboren am 9. Juni 1899
gestorben am 12. August 1991

Hildegard Hetzer war von 1926 bis 1931 Mitarbeiterin der Psychologin Charlotte Bühler (1893–1974) in Wien. Danach wirkte sie als Professorin an der „Pädagogischen Akademie Elbing". Von 1947 bis 1961 arbeitete sie am Pädagogischen Institut in Weilburg, anschließend an der Hochschule für Erziehung in Gießen. Hildegard Hetzer untersuchte den Milieueinfluss auf Kinder und erarbeitete Entwicklungstestverfahren. Ihre Hauptwerke sind „Kindheit und Armut" (1929), „Kleinkinder-Tests" (1932 mit Charlotte Bühler), „Kind und Jugendlicher in der Entwicklung" (1948) und „Der Schulreifetest" (1958 mit L. Tent).

Hermine Heusler-Edenhuizen
geborene Heusler
erste deutsche Frauenärztin
geboren 1872 auf Burg Pewsum bei Emden
gestorben am 26. November 1955 in Berlin

Hermine Heusler, die Tochter eines ostfriesischen Arztes, bestand zusammen mit drei Gefährtinnen an einem Berliner Knabengymnasium die Reifeprüfung. Sie legte 1903 an der medizinischen Fakultät Bonn das Doktorexamen ab, erhielt im selben Jahr an der Universitätsfrauenklinik Bonn als erste Frau eine bezahlte Assistentenstelle und machte 1904 das Staatsexamen. 1909 absolvierte sie die Facharztausbildung zur „Spezialärztin für Frauenkrankheiten und Geburtshilfe". In Berlin eröffnete sie eine Privatpraxis und eine unentgeltlich arbeitende Poliklinik. Von 1924 bis 1928 war sie Gründungsvorsitzende des „Verbandes deutscher Ärztinnen". Auch ihr Ehemann Otto Heusler praktizierte als Arzt. In der deutschen Frauenbewegung spielte sie eine große Rolle.

Hildegard von Bingen
geborene Hildegard von Bermersheim
Heilkundige, Heilige und Mystikerin
geboren 1098
gestorben am 17. September 1179
im Kloster Rupertsberg bei Bingen

Hildegard von Bingen stammte aus einer niederen Landadelsfamilie. Ihr Geburtstag und ihr Geburtsort (vielleicht Bermersheim vor der Höhe in Rheinhessen, Niederhosenbach oder Schlossböckelheim im Naheland) sind nicht bekannt. 1136 wurde sie als Nachfolgerin ihrer Tante Jutta von Sponheim (um 1092–1136) zur Äbtissin des Frauenkonvents im Benediktinerkloster auf dem Disibodenberg bei Odernheim am Glan gewählt. 1150 gründete sie auf dem Rupertsberg am Zusammenfluss von Nahe und Rhein bei Bingen ein Frauenkloster. Zwischen 1150 und 1158 verfasste sie die Werke „Physica", in dem sie die Wechselwirkung zwischen Pflanzen, Elementen, Steinen und Metallen beschrieb, sowie die umfangreiche Natur- und Heilkunde „Causae et Curae" („Ursachen und Wirkungen"), das lange Zeit als ein Leitfaden zur Heilbehandlung diente. Erst 2012 ernannte man Hildegard zur Heiligen und Kirchenlehrerin.

Rahel Hirsch
deutsch-amerikanische Ärztin
geboren am 15. September 1870 in Frankfurt am Main
gestorben am 6. Oktober 1953 in London

Rahel Hirsch, die Tochter des Direktors der Realschule der „Israelitischen Religionsgemeinschaft" in Frankfurt am Main, wurde 1903 – nach Helenefriederike Stelzner (1861–1937) – die zweite Ärztin und erste Internistin an der Berliner „Medizinischen Fakultät". Als erste Frau hielt sie 1906 vor den „Charité"-Ärzten einen wissenschaftlichen Vortrag. Ab 1908 leitete sie die Poliklinik der II. Medizinischen Klinik. 1913 wurde sie erste „Professorin der Medizin" in Preußen und der „Charité". Da sie von der „Charité" kein Gehalt erhielt, verdiente sie ihren Lebensunterhalt als niedergelassene Ärztin. Im Oktober 1938 floh sie nach London, wo sie als Exilantin nicht in ihrem Beruf praktizieren durfte. Sie arbeitete zunächst als Laborassistentin und später als Übersetzerin. Die letzten Lebensjahre verbrachte sie in Nervenheilanstalten. Erst 1957 wurde ihre 1906 erstmals publizierte Entdeckung der Durchlässigkeit der Nierenwand erkannt und „Hirsch-Effekt" genannt.

Karen Danielsen Horney
deutsch-amerikanische Psychoanalytikerin
geboren am 16. September 1885
in Blankenese bei Hamburg
gestorben am 4. Dezember 1952 in New York City

Karen Danielsen Horney, geborene Danielsen, hob die sozialen und kulturellen Einflüsse auf das Selenleben

besonders hervor. Damit wich sie von der „orthodoxen"
Psychoanalyse des österreichischen Nervenarztes Sigmund
Freud (1856–1939) ab. Sie gilt als Hauptvertreterin der vor
allem in den USA verbreiteten „Neopsychoanalyse". 1951
veröffentlichte sie ihr Buch „Neurosis and human growth"
(„Der neurotische Mensch in unserer Zeit").

Sophia Jex-Blake
britische Ärztin
geboren am 21. Januar 1840 in Hastings (Kent)
gestorben am 7. Januar 1912 in Rotherfield (Sussex)

Sophia Jex-Blake bewarb sich 1869 für das Studium an der
medizinischen Fakultät der Universität Edinburgh. Sie
wurde zunächst abgewiesen, weil es sich für eine einzelne
Frau nicht schicke, an den Kursen teilzunehmen. Daraufhin
organisierte sie eine Gruppe von sieben Frauen, die dann
studieren durfte. Nach einem Jahr wollten Sophia Jex-Blake
und die anderen Frauen den Anatomiekurs besuchen. Auf
dem Weg zum Hörsaal verbarrikadierten männliche
Studenten den Eingang, bewarfen die Frauen mit Schmutz
und beschimpften sie. Als sie am Ziel ankamen, präsentierte
man den Frauen Schafe und erklärte, nun seien auch
„niedrige Tiere" nicht mehr von Hörsalen ausgeschlossen.
Nachdem man ihr auch das erreichte Diplom verweigerte,
setzte Sophia Jex-Blake ihre Studien in New York City fort
und wurde eine Schülerin der aus England stammenden
ersten amerikanischen Ärztin, Elizabeth Blackwell (1821–
1910). 1875 versuchte Sophia in England, Frauen aufgrund
der Lizenz für Geburtshilfe in das Medizinregister
eintragen zu lassen, worauf die gesamte Prüfungsbehörde

aus Protest zurücktrat. Sophia Jex-Blake hatte damals in Edinburgh eine Medizinische Schule gegründet, an die sie auch Elizabeth Blackwell holte, die 1899 ihre New Yorker Schule schloss.

Elizabeth Kenny
australische Krankenschwester
geboren am 20. September 1886
in Warialda (Australien),
gestorben am 30. November 1952

Elizabeth Kenny – auch „Sister Kenny" genannt – entwickelte um 1910 während einer Kinderlähmungs-Epidemie in Australien ein Verfahren, durch Wärmewickel, Entspannungsübungen und Massage der gelähmten Muskulatur die Funktionsfähigkeit wiederzugeben. 1933 gründete sie eine Klinik in Townsville (Queensland). In den frühen 1940-er Jahren ging sie in die USA, um dort Ärzten und Krankenhäusern ihr so genanntes „Kenny-Verfahren" vorzuführen. Am nach ihr bezeichneten „Elizabeth Kenny Institute" in Minneapolis (Minnesota) lernten ab 1943 Schwestern und Physiotherapeuten ihre Methode.

Marie-Louise Lachapelle
geborene Dugès, französische Hebamme
geboren am 1. Januar 1769 in Paris
gestorben am 4. Oktober 1822 in Paris

Marie-Louise Lachapelle, die Tochter einer Hebamme, heiratete 1792 den Chirurgen Lachapelle, der zwei Jahre später starb. Von früher Jugend an befasste sie sich unter Anleitung ihrer Mutter mit Geburtshilfe. 1795 wurde sie Gehilfin und Stellvertreterin ihrer Mutter, die Ober-Hebamme am „Hôtel-Dieu" war. Der schlechte Zustand der im „Hôtel-Dieu" untergebrachten Entbindungsanstalt bewog die französische Regierung, zwei selbstständige Institute zu errichten: eines für Findlinge und eines für die Gebärenden, das zugleich als Lehranstalt für die Hebammen diente. An letzterem Institut, das man 1797 als „Hospice de la maternité" eröffnete, fungierte die Lachapelle als Ober-Hebamme und Leiterin des praktischen Unterrichts. 1821 und 1825 erschienen die Memoiren der Lachapelle.

Livia Drusilla
römische Kaiserin und Ärztin
geboren am 30. Januar 58 v. Chr.
gestorben 29 n. Chr. in Rom

Livia Drusilla war in erster Ehe mit Tiberius Claudius Nero verheiratet, dem sie die beiden Söhne Tiberius (42 v. Chr.–37 n. Chr.) und Drusus (38 v. Chr.–9 v. Chr.) gebar. 38 v. Chr. heiratete sie in zweiter Ehe den späteren römischen Kaiser Augustus (63 v. Chr. – 14 n. Chr.), auf den sie großen Einfluss gewann. Livia Drusilla gehört zu den wenigen frühen bekannten römischen Ärztinnen. 42 n. Chr. wurde sie von ihrem Enkel Kaiser Claudius (10 v. Chr.–54 n. Chr.) zur Göttin erklärt. Von Livia Drusilla stammten vier römische Kaiser ab. Sie war die Mutter von Tiberius, die Urgroßmutter von Caligula, die Großmutter von Claudius und die Urgroßmutter von Nero.

Anna Morandi Manzolini
italienische Anatomin
geboren 1716
gestorben 1774

Anna Morandi Manzolini lernte von ihrem Ehemann, einem Arzt, die Anatomie und entwickelte eine große Kunstfertigkeit im Präparieren. Sie wurde Agrégée am „Anatomischen Institut" in Bologna und erhielt den „Lehrstuhl für Anatomie" an der Universität zu Bologna. Ihr verdankt die Anatomie eine Reihe wichtiger Entdeckungen. Sie entwickelte die anatomischen Wachsmodelle, die den Anfang der heute in jeder Schule und Hochschule gebräuchlichen biologischen und anatomischen Modelle darstellen. Bei ihr gingen Bestellungen solcher Wachsmodelle aus ganz Italien ein. Viele europäische Städte – darunter London und Sankt Petersburg – schickten ihr ehrenvolle Einladungen.

Gabriele Possanner von Ehrenthal
erste Ärztin in Wien
geboren am 27. Januar 1860 in Ofen (Budapest)
gestorben am 14. März 1940 in Wien

Gabriele Possanner von Ehrenthal war das zweite Kind des österreichischen Juristen Benjamin Possanner von Ehrenthal. Weil ihr Vater aus beruflichen Gründen mehrfach den Wohnsitz wechselte, lebte sie bis zum Alter von 20 Jahren in sechs verschiedenen Städten. Als der Vater im Oktober 1880 zum Sektionschef im k.k. Finanzministerium in Wien ernannt wurde, ließ sich die Familie in der österreichischen Hauptstadt nieder. Nach dem Besuch der Volksschule erhielt Gabriele Privatunterricht. In Wien besuchte sie die Lehrerinnenbildungsanstalt, an der sie 1885 ein Reifezeugnis erhielt, das sie zum Unterricht in Volksschulen und Kindergärten berechtigte. Am 15. Dezember 1887 ließ sie sich am k.k. Akademischen Gymnasium in Wien als zweite Frau – nach Clotilde Benedikt (1868–1935) – die „Reife zur Universität" attestieren. Ab 1888 studierte sie in Zürich (Schweiz) Medizin und promovierte 1894 zum „Doktor der Medizin". Erst drei Jahre später wurde am 2. April 1897 ihre Promotion in Österreich anerkannt und durfte sie im Mai jenes Jahres als erste Wiener Ärztin eine Praxis eröffnen. Zwischen 1902 und 1905 beschäftigte man sie als erste Ärztin an einer der neun k.k. Krankenanstalten in Wien als Aspirantin. Am 15. März 1928 verlieh man der 68-jährigen Gabriele Possanner von Ehrenthal als erster Österreicherin den Titel „Medizinalrat". Mit ihren Schwestern Camilla und Emma lebte Gabriele bis zu ihrem Tod in der ihrer Arztpraxis angeschlossenen Wohnung. 1944 wurde das Haus bei einem Bombenangriff zerstört, wobei ihre Schwester Emma ihr Leben verlor.

Florence Rena Sabin
amerikanische Ärztin
geboren am 9. November 1871 in Central City (Colorado)
gestorben am 3. Oktober 1953 in Denver

Florence Rena Sabin verdiente sich als Lehrerin für Mathematik und Zoologie die Mittel zum Medizinstudium. Im Alter von 29 Jahren promovierte sie zum „Doktor der Medizin". Sie erhielt als erste Frau eine ordentliche Professur an der medizinischen Fakultät der „John-

Hopkins-University" in Baltimore (Maryland). Später avancierte sie sogar zur Direktorin des „Anatomischen Instituts" dieser Hochschule. Als erster Frau in den USA übertrug man ihr die Leitung eines medizinischen Forschungsinstituts von Weltrang, nämlich des „Rockefeller-Instituts" in New York City. Sie erforschte vor allem die zellulären Bestandteile des Blutes und die Tuberkulose und kämpfte für die Verbesserung des öffentlichen Gesundheitsdienste. Florence Rena Sabin er-fuhr die höchste Ehrung, die die amerikanische Wissenschaft zu vergeben hat: Man ernannte sie zum ordentlichen Mitglied der „Akademie der Wissenschaften".

Margaret Sanger

geborene Higgins
amerikanische Krankenschwester und Sozialreformerin
geboren am 14. September 1883 in Tucson (Arizona)
gestorben am 6. September 1966 in Corning (New York)

Margaret Sanger kämpfte für legale Empfängnisverhütung und wurde deswegen mehrfach angezeigt und verhaftet. 1921 gründete sie die „American Birth Control League" („Amerikanische Liga für Geburtenkontrolle"), die das Bundesgesetz von 1873 bekämpfte, nach dem jegliche Information über Verhütungsmittel strafbar war. Der Begriff „Geburtenkontrolle" wurde von ihr geprägt. Zusammen mit ihrer Schwester Ethel Byrne (1883–1955) errichtete sie in den USA die erste „Klinik für Geburtenkontrolle". 1931 erschien ihr Buch „My fight for birth control". Ab 1914 gab sie die Aufklärungszeitschrift „The Women Rebel" heraus. Sie organisierte den „Internationalen

Kongreß für Geburtenkontrolle" 1925, aus dem 1942 die Organisation „Planned Parenthood" („Geplante Elternschaft") und später die deutsche Organisation „Pro Familia" hervorging. 1936/1937 erreichte Margaret Sanger eines ihrer Ziele: Amerikanische Ärzte durften Verhütungsmittel verordnen.

Nahdeshda Suslowa
russische Ärztin

Nadeshda Suslowa promovierte im Dezember 1867 als erste Frau an der Universität Zürich zum „Doktor der Medizin". Diese liberale Hochschule war die erste deutschsprachige Universität, die Frauen zum Studium zuließ. Bereits ab dem Wintersemester 1843/1844 nahm man in Zürich vereinzelt Hörerinnen auf. Mehr als drei Jahrzehnte später studierten zahlreiche Russinnen in Zürich, von denen sich besonders viele im Fach Medizin einschreiben ließen.

Franziska Tiburtius
deutsche Ärztin
geboren am 24. Januar 1843 in Bisdamitz auf Rügen
gestorben am 5. Mai 1927 in Berlin

Franziska Tiburtius studierte von 1871 bis 1876 in Zürich Medizin, weil dies damals an deutschen Universitäten nicht möglich war. 1876 promovierte sie zum „Doktor der Medizin" und eröffnete zusammen mit ihrer Freundin Dr. Emilie Lehmus (1841–1932) in einem Berliner Arbeiterviertel eine Privatpraxis. Als dritte Ärztin in Berlin ließ sich 1890 – nach ihrer Promotion zum „Doktor der Medizin" – Agnes Bluhm (1862–1944) nieder. 1908 eröffnete Franziska Tiburtius die „Chirurgische Klinik weiblicher Ärzte".

Henriette Tiburtius
geborene Hirschfeld
erste deutsche Zahnärztin
geboren am 14. Februar 1834 in Westerland auf Sylt,
gestorben am 25. August 1911 in Berlin

Henriette Tiburtius studierte ab 1867 als erste Frau Zahnheilkunde am „Dental College" der Universität Philadelphia (Pennsylvania). Im Oktober 1869 eröffnete sie in Berlin eine Praxis, in der sie 30 Jahre lang täglich von 9 bis 15 Uhr arbeitete. Sie heiratete Dr. med. Tiburtius und errichtete mit dessen Schwester Franziska Tiburtius die „Chirurgische Klinik weiblicher Ärzte", einen Frauenclub und eine Heimstätte für Frauen.

Trotula von Salerno
italienische Ärztin
eine der großen Medizinerinnen des Mittelalters
Geburtsjahr unbekannt
gestorben 1097

Trotula di Ruggiero – auch Trotula von Salerno genannt – war die Tochter einer alten Adelsfamilie. Aus ihrer Ehe mit dem Arzt Johannes Platearius gingen zwei Söhne hervor, die später ebenfalls als Ärzte wirkten. Als die Medizinschule von Salerno zur ersten europäischen Universität erklärt wurde, lehrten und forschten dort Trotulas Gatte und Söhne. Nach einer Neuorganisation wurde auch Trotula selbst Mitglied der medizinischen Fakultät. Zusammen mit ihrem Gemahl und den beiden Söhnen verfasste Trotula eine medizinische Enzyklopädie namens „Practica Brevis". Ihr später als „Trotula Major" bezeichnetes Werk „Passionibus Mulierum Curandorum" gilt als bedeutendste Schrift über Frauenkrankheiten. Darin betonte sie die Wichtigkeit von Sauberkeit, ausgewogener Ernährung und körperlicher Betätigung und warnte vor Unruhe, Besorgnis und Stress. Trotula war die erste große Medizinerin des Mittelalters.

Marie Zakrzewska
amerikanische Ärztin
geboren am 6. September 1829 in Berlin
gestorben am 12. Mai 1902 in Jamaica Plain
(heute ein Stadtteil von Boston)

Marie Zakrzewska war die Tochter einer Hebamme und besuchte im Alter von 20 Jahren die Schule für Hebammen an der „Charité" in Berlin. 1853 wanderte sie in die USA aus, wo sie zunächst als Heimarbeiterin Strickwaren anfertigte. 1854 traf sie mit Elizabeth Blackwell (1821–1910), der ersten amerikanischen Ärztin, zusammen. Diese half ihr, am „Cleveland Medical College" („Western Reserve") zugelassen zu werden, wo gerade ihre Schwester Emily Blackwell (1826–1910) graduiert hatte. Nach Abschluss dieser Ausbildung zog Marie 1856 nach New York City, wo sie eine Praxis eröffnete. Sie half den Blackwell-Schwestern, ein Hospital und eine medizinische

Schule für Frauen zu eröffnen und arbeitete dort von 1857 bis 1859. Ab 1859 unterrichtete Marie Hebammen am „New England Female Medicine College". 1862 eröffnete sie das „New England Hospital for Women and Children" und 1872 eine Schwesternschule. Nebenher betrieb sie eine private Praxis für Gynäkologie.

Meilensteine der Medizin

Vor mehr als 50.000 Jahren: Die früheste Operation in der Geschichte der Menschheit wurde vielleicht schon zur Zeit der so genannten späten Neandertaler vor mehr als 50.000 Jahren vorgenommen. Dabei handelt es sich möglicherweise um die Amputation eines Armes an einem Neandertaler, dessen fossile Skelettreste in Shanidar (Irak) entdeckt wurden.

Um 5500–4900 v. Chr.: Die Bauern der Linienbandkeramischen Kultur, deren Name auf der bänderartigen Verzierung ihrer Tongefäße beruht, nehmen Schädeloperationen (Trepanationen) vor. Einer der frühesten misslungenen Eingriffe ist aus dem Gräberfeld von Höhnheim-Suffelsweyersheim im Elsaß (Frankreich) bekannt.

Um 5500–4900 v. Chr.: Die früheste Einrichtung und Ruhigstellung eines gebrochenen Armes kennt man aus der Zeit der erwähnten Linienbandkeramischen Kultur. Sie erfolgte bei einem Mann aus dem Gräberfeld vom Viesenhäuser Hof bei Stuttgart-Mühlhausen, dessen linker Unterarm gebrochen war und dank medizinischer Fürsorge gut verheilt ist.

5500 bis 2000 v. Chr.: Die meisten gelungenen Schädeloperationen der Jungsteinzeit in Mitteleuropa erfolgten zur Zeit
der Trichterbecher-Kultur (vor etwa 4300 bis 3000 v. Chr.),
der Walternienburg-Bernburger Kultur (vor etwa 3200 bis
2800 v. Chr.) und der Schnurkeramischen Kultur (vor etwa
2800 bis 2400 v. Chr.). Die von Medizinmännern der
Walternienburg-Bernburger Kultur vorgenommenen Schädeloperationen sind – nach den Funden mit verheilten
Wundrändern zu schließen – etwa zu 90 Prozent gelun-
gen.

4300–3000 v. Chr.: Als die ältesten Medizinfläschchen
gelten die aus Ton modellierten Kragenflaschen der
Trichterbecher-Kultur in Norddeutschland. Ein solches
kleines kugeliges Gefäß mit engem Hals aus Gellenerdeich
bei Oldenburg (Niedersachsen) hatte Schwefel enthalten,
der im Altertum als Medizin gegen mancherlei Krankheiten
diente.

Um 2100–2000 v. Chr.: Die ersten Rezepte werden in
sumerische Tontäfelchen eingeritzt.

Nach 800 v. Chr.: Der älteste Fund eines Verbandes stammt
aus der älteren Vorrömischen Eisenzeit, die in Mitteleuropa
nach einem österreichischen Fundort als Hallstatt-Zeit
bezeichnet wird. Mit diesem Verband war der nach einer
Verletzung vereiterte Arm eines Menschen umhüllt gewesen, dessen Skelettreste in der Schachthöhle bei Rückers-
dorf unweit von Nürnberg (Bayern) geborgen wurden.

Zwischen dem 8. und 4. Jahrhundert v. Chr.: Die Etrusker in
Italien befestigen künstliche Goldzähne an den benachbar-

ten stabilen Zähnen. Das beweisen Funde aus Gräbern jener Zeit.

Nach 330 v. Chr.: Griechische Ärzte verfassen den „hippokratischen Eid als ethischen Codex.

Vor 1300 n. Chr.: In Italien werden die ersten Augengläser zum Lesen verwendet.

1316: Das erste Lehrbuch der Anatomie erscheint. Verfasser ist der Mediziner Mondino dei Liucci aus Bologna in Italien, der zuvor zwei weibliche Leichen seziert hat.

1345: Die erste Apotheke, in der Arznei verkauft wird, wird in London eröffnet.

1456: In Mainz wird mit den Typen der 36-zeiligen Gutenberg-Bibel das erste medizinische Werk gedruckt. Es handelt sich um einen Aderlass- und Laxierkalender.

1726: Der englische Naturforscher und Geistliche Stephen Hales (1677–1761) misst an einer lebenden Stute zum ersten Mal exakt den Blutdruck eines Tieres.

1754: An der Universität Halle (Saale) promoviert die Arzttochter Dorothea Christiane Erxleben (1715–1762), geb. Leporin, als erste Frau in Deutschland zum „Doktor der Medizin".

1804: Der deutsche Apotheker Friedrich Wilhelm Sertürner (1783–1841) entdeckt das Morphium.

1811: Der aus Schottland stammende Anatom Charles Bell (1774–1842) entdeckt, wie das Nervensystem funktioniert.

1838: Der deutsche Arzt und Chirurg Jacob von Heine (1800–1879) beschreibt auf der Versammlung der deutschen Naturforscher und Ärzte in Freiburg/Breisgau die spinale Kinderlähmung.

1846: Der amerikanische Zahnarzt William Morton (1819–1868) führt bei einer Operation in Boston (Massachusetts) die Anästhesie eines Patienten durch.

1846: Der französische Chirurg und Gynäkologe Joseph Claude Anthèlme Récamier (1774–1852) führt die „Curette" als chirurgisches Instrument zur Ausschabung der Gebärmutter ein.

1851: Der deutsche Physiker und Physiologe Hermann Helmholtz (1821–1894) erfindet den Augenspiegel, mit dem man erstmals die Netzhaut im Augenhintergrund untersuchen kann.

1855: Der Arzt Guillaume Benjamin Armand Duchenne de Boulogne (1806–1875) heilt Nervenkranke mit elektrischem Strom.

1865: Der österreichische Augustinermönch und Botaniker Gregor Mendel (1822–1884) entdeckt die Gesetzmäßigkeiten der Vererbung.

1867: Die Russin Nadeshda Suslowa promoviert als erste Frau an der Universität Zürich zum „Doktor der Medizin".

1871: Der amerikanische Zahnarzt James Beall Morrison (1829–1917) erfindet die Tretbohrmaschine mit bis zu 2.000 Umdrehungen pro Minute.

1873: Der norwegische Arzt Armauer Hansen (1841–1912) entdeckt den Erreger der Lepra.

1874: Marie Heim-Vögtlin (1845–1916) wird erste schweizerische Ärztin.

1882: Der deutsche Bakteriologe Robert Koch (1843–1910) entdeckt den Tuberkelbazillus.

1886: Der deutsche katholische Pfarrer und Naturheilkundige Sebastian Kneipp (1821–1897) veröffentlicht sein Buch „Meine Wasserkur" (bis 1894 bereits 50 Auflagen).

1895: Der deutsche Physiker Wilhelm Conrad Röntgen (1845–1923) entdeckt die Röntgenstahlen.

1899: Der deutsche Bundesrat beschließt am 20. April 1899, Frauen zum Medizinstudium und zu den Prüfungen zuzulassen.

1901: Der österreichische Pathologe und Bakteriologe Karl Landsteiner (1868–1943) entdeckt die Blutgruppen.

1901: Ida Democh legt am 31. März 1901 als erste deutsche Frau in Halle/Saale ein medizinisches Staatsexamen ab.

1902: Die ersten Mischnarkosegeräte für Äther, Chloroform und Sauerstoff kommen zum Einsatz.

1902: Dem niederländischen Physiologe Willem Einthoven (1860–1927) glückt das erste Elektrokardiogramm (EKG).

1903: Das von dem berühmten deutschen Chirurgen Ferdinand Sauerbruch (1875–1951) entwickelte Unterdruckverfahren erlaubt Lungen-Operatio-nen.

1905: Der deutsche Zoologe Fritz Schaudinn (1871–1906) und der deutsche Dermatologe Erich Hoffmann (1868–1959) entdecken den Erreger der Syphilis.

1906: Dem deutschen Zoologen Karl Eduard Zirm (1863–1944) gelingt die erste erfolgreiche Hornhautübertragung.

1906: Der Frankfurter Serologe und Pharmakologe Paul Ehrlich (1854–1915) und der japanische Bakteriologe Sahatschiro Hata (1873–1938) entwickeln „Salvarsan" zur Behandlung von Syphilis.

1910: Die Internisten Georg Kelling (1886–1945) aus Dresden und Hans Christian Jacobeus (1879–1937) aus Stockholm führen die ersten Bauchspiegelungen (Laparo-skopien) beim Menschen durch.

1910: Der New Yorker Internist Max Einhorn ernährt zum ersten Mal einen Patienten mit Hilfe einer Magensonde.

1913: Der deutsche Bakteriologe Emil von Behring (1854–1917) nimmt die erste Diphterie-Impfung vor.

1913: Der aus Polen stammende Biochemiker Casimir Funk (1884–1967) entdeckt die Vitamine.

1916: Ferdinand Sauerbruch entwickelt künstliche Gliedmaßen wie den so genannten „Sauerbruch-Arm".

1918: Dr. med. Adele Hartmann (1881–1937) darf sich als erste deutsche Frau in München für das Fach Anatomie habilitieren.

1921: Frederik Grant Banting (1891–1941) und Charles Herbert Best (1899–1978) isolieren das Insulin. Die Diabetesforschung beginnt.

1924: Der Internist Georg Haas (1886–1971) nimmt in Gießen mit einer „künstlichen Niere" die erste „Blutwäsche" (Hämodialyse) vor.

1928: Der britische Bakteriologe Alexander Fleming (1881–1955) entdeckt die Wirkung von Penicillin.

1929: Der deutsche Psychiater und Neurophysiologe Hans Berger (1873–1941) schreibt das erste Elektro-Enzephalogramm (EEG) bei Epilepsie.

1929: Der deutsche Chirurg und Urologe Werner Forßmann (1904–1979) führt als erster eine Herzkatheterisierung im Selbstversuch durch.

1929: Die Biochemiker Maurice H. Friedmann und Maxwell E. Lapham (1899–1983) entwickeln eine Labormethode, um Frühschwangerschaften zu diagnostizieren.

1931: Der deutsche Chirurg Rudolph Nissen (1896–1981) entfernt zum ersten Mal operativ einen Lungenflügel.

1931: Der deutsche Physiker Ernst Ruska (1906–1988) entwickelt in Berlin das Elektronenmikroskop.

1932: Der deutsche Chirurg Rudolf Schindler (1888–1968) entwickelt einen Magenspiegel (Gastroskop).

1937: Die italienischen Ärzte Ugo Cerletti (1877–1963) und Lucio Bini (1908–1964) führen die Elektrokrampftherapie als neue Behandlungsmethode ein.

1939: Der Berliner Kinderarzt Georg Bessau (geboren 1884) führt die vorbeugende Behandlung der Rachitis mit „Vitamin D" bei Säuglingen ein.

1940: Der österreichisch-amerikanische Hämatologe Karl Landsteiner (1868–1943) und sein amerikanischer Kollege Alexander Solomon Wiener (1907–1976) entdecken den Rhesus-Faktor.

1940: Der australische Arzt Norman McAlister Gregg (1892–1966) erkennt den Zusammenhang zwischen bestimmten Missbildungen und der Rötelnerkrankung Schwangerer.

1943: Der niederländische Arzt Willem Johan Kolff (geboren 1911) führt in Holland Versuche der Blutwäsche (Hämodialyse) durch.

1944: Der amerikanische Herzchirurg Alfred Blalock (1899–1964) nimmt in Baltimore (Maryland) zum ersten Mal erfolgreich eine Operation bei einem Kind mit angeborenem Herzfehler vor.

1946: Der amerikanische Virologe John Franklin Enders (1897–1985) entwickelt zusammen mit einer Arbeitsgruppe eine Schutzimpfung gegen Mumps.

1948: Dem amerikanischen Kinderarzt Sidney Farber gelingen erste Teilerfolge bei der Bekämpfung der Leukämie.

1950: Der amerikanische Chirurg Richard H. Lawler nimmt in Chicago die erste Nierentransplantation vor.

1953: Der amerikanische Herzchirurg John Heysham Gibbon (1903–1973) setzt die Herz-Lungen-Maschine bei der Operation am offenen Herzen ein.

1953: Die erste Nierentransplantation von einem lebenden Organspender wird in Paris unter Leitung des französischen Chirurgen Jean Hamburger durchgeführt. Der 16-jährige Marius Renard erhält eine Niere seiner Mutter, die jedoch abgestoßen wird. Marius stirbt am 27. Januar 1954.

1954: Dem amerikanischen Bakteriologen Jonas Salk und seinem Landsmann, dem Kinderarzt und Virologen Albert Bruce Sabin, glückt die Herstellung von Impfstoffen gegen spinale Kinderlähmung (Poliomyelitis).

1958: Der schwedische Herzchirurg Åke Senning implantiert in Stockholm den ersten Herzschrittmacher.

1962: Der deutsche Kinderarzt Widukind Lenz erkennt Thalidomid (Contergan) als Ursache schwerer Missbildungen bei Neugeborenen.

1967: Der südafrikanische Chirurg Christiaan Barnard (1922–2001) nimmt am 3. Dezember im Groote-Shuure-Hospital in Kapstadt (Südafrika) die erste Herztransplantation vor. Das Herz der bei einem Verkehrsunfall ums Leben gekommenen Denise Darvall wird dem 54-jährigen Lebensmittelhändler Louis Washkansky eingesetzt. Der Eingriff gelingt, doch der Patient stirbt 18 Tage später an einer Infektion.

1968: Dem amerikanischen Hämatologen Edward Donnall Thomas glückt die erste Knochenmarkstransplantation. Dafür erhält er 1990 den „Nobelpreis für Physiologie und Medizin".

1976: Der britische Elektroingenieur Godfrey Newbold Hounsfield entwickelt die erste Computertomographie.

1978: In Oldham (England) wird das erste durch Befruchtung außerhalb des Körpers entstandene „Retorten-Baby" geboren.

1981: Die Immunschwäche AIDS wird in Kalifornien als neue Seuche erkannt.

1983: Die Kernspintomographie wird klinisch eingeführt.

LITERATUR

AMALIE SIEVEKING, Wikipedia (Online-Lexikon)
http://de.wikipedia.org/wiki/Amalie_Sieveking
AUGSTEIN, Franzisika: Zum Tod von Margarete Mitscher-
lich. Die große Frau der Psychoanalyse, Süddeutsche
Zeitung, München, 13. Juni 2012
BAER, Gertrud: „Und wenn es köstlich gewesen ist ...“ Ein
Lebensbild Aletta Jacobs'. Die Frau im Staat, Fünftes und
sechstes Heft, S. 11–14, Frankfurt am Main 1927
BÄHR, Günther: Konzerne. „Reinhard kann jetzt nicht“,
FOCUS Magazin, Nr. 13, München 2004
BORGMANN, Wolfgang / VOLZ, Tanja: Harte Zeiten für
Max-Planck-Institute. Was eine Nobelpreisträgerin an
Tübingen fesselt. Ein Gespräch mit Christiane Nüsslein-
Volhard über Forschung und Sparzwänge. Stuttgarter
Zeitung, 22. November 1996, S. 3, Stuttgart
BROCKHAUS ENZYKLOPÄDIE IN VIERUNDZWAN-
ZIG BÄNDEN: Yalow, Rosalyn Sussman. Vierundzwanzig-
ster Band, S. 397/398, Mannheim 1994
CASSIER, Philip: Margarete Mitscherlich. „Deutsche sind
immer schnell beleidigt“, Die Welt, Berlin, 16. Juli 2007
CORTE, Angela: Das Leben als Ganzheit. Vor zehn Jahren
starb die Psychologin Charlotte Bühler. Entwicklungsstufen
der menschlichen Psyche. interpress wissenschaft. Interna-
tionaler biographischer Pressedienst, 31. Januar 1984,
Hamburg
DENZ, Cornelia (Herausgeberin): Von der Antike bis zur
Neuzeit – der verleugnete Anteil der Frauen an der Physik.
Katalog zur Wanderausstellung, Darmstadt 1996

DIE CHRONIK DER MENSCHHEIT: Maria de'Medici gründet Charité, S. 456, Gütersloh/München 1995

FEDDERSEN, Jan: Zum Tode von Margaret Mitscherlich-Nielsen. Mit Freud gegen das Vergessen, Spiegel-Online, Hamburg, 13. Juni 2012

FREUDENBURG, Rachel: Helene Brooke Taussig. Aus: PUSCH, Luise (Herausgeberin): Berühmte Frauen. Kalender 1998, Frankfurt 1997

FREUND HÖRST DU DEN DUMPFEN Schrei? 4. Fortsetzung, Der Spiegel, Nr. 49, S. 87–102, Hamburg 1964

FREUND HÖRST DU DEN DUMPFEN Schrei? 5. Fortsetzung und Schluß, Der Spiegel, Nr. 50, S. 104–114, Hamburg 1964

GALARD, Genevieve de: The Angel of Dien Bien Phu: The Sole French Woman at the Decisive Battle in Vietnam, Annapolis 2010

GERTRUDE BELLE ELION, Wikipedia (Online-Lexikon) http://de.wikipedia.org/wiki/Gertrude_Belle_Elion

GROPP, Rose-Maria: In Liebe, doch unversöhnt. Das Leben der Helene Deutsch. Frankfurter Allgemeine Zeitung, 12. September 1989, S. 12, Frankfurt am Main

HAUPT, Stefan: Elisabeth Kübler-Ross: Dem Tod ins Gesicht sehen, DVD, 2004

KEYSTONE-BILDARCHIV: Vor 75 Jahren starb die Krankenschwester Florence Nightingale in London, 13. August 1985, Hamburg

KOENEN, Krisztina: Vorbild zu sein, doch niemanden zu bevormunden, so beschreibt die Frau des Bundespräsidenten ihr Programm für die kommenden fünf Jahre. Christiane Herzog ist First Lady an der Spitze eines sich betont schlicht gebenden Staates. Frankfurter Allgemeine Zeitung, Magazin, Heft 772, 16. Dezember 1994, Frankfurt am Main

KÜBLER-ROSS, Elisabeth: Das Rad des Lebens. Autobiographie, München 1997

LEILA DENMARK, Wikipedia (Online-Lexikon) http://de.wikipedia.org/wiki/Leila_Denmark

LIZ MOHN, Wikipedia (Online-Lexikon) http://de.wikipedia.org/wiki/Liz_Mohn

LOOSE, Hans-Werner: „Ich habe keine Angst vor dem Tod". Mildred Scheel wußte, sie würde diesen Kampf verlieren. Das Unabwendbare vor Augen, entschied sie: „Die Zeit, die mir bleibt, will ich für meine Arbeit nutzen." General-Anzeiger, 14. Mai 1985, Bonn

MARIA DE'MEDICI, Wikipedia (Online-Lexikon) http://de.wikipedia.org/wiki/Maria_de%E2%80%99_Medici

MARIA MONTESSORI, Wikipedia (Online-Lexikon), http://de.wikipedia.org/Maria_Montessori

MELLIN, Annette: Maria Montessori. Wegbereiterin der neuen Pädagogik – Kindliche Selbstwerdung wichtiger als Zwang. interpress kultur. Internationaler biographischer Pressedienst, 18. August 1970, Hamburg

MÜLLER, Verena E.: Marie Heim-Vögtlin – die erste Schweizer Ärztin (1845–1916), Baden 2008

MÜNCH, Eva Marie von: Für Amalie Sieveking war Emanzipation kein Fremdwort. Männer brauchte sie nicht, Zeit, Hamburg, 12. August 1994

NACKEN, Angela: Dr. med. Veronica Carstens. Pflichten in der Villa Hammerschmidt. Frankfurter Allgemeine Zeitung, Bilder und Zeiten, 21. Februar 1981, Frankfurt am Main

PAULSEN, Susanne: „Der Schleier über dem Geheimnis der Natur scheint emporzuschweben". Gerty Theresia Cori (1896–1957), Nobelpreis für Medizin 1947. Aus: Charlotte

Kerner (Herausgeberin): Nicht nur Madame Curie ... Frauen, die den Nobelpreis bekamen, S. 135–155, Weinheim und Basel 1997

PROBST, Ernst: Deutschland in der Steinzeit, München 1991

PROBST, Ernst: Rekorde der Urmenschen, München 1992

PROBST, Ernst: Superfrauen 5 – Wissenschaft, Mainz-Kostheim 2001

REINECKE, Irene / REHN, Renate: Schonungslose Tiefenbohrung. Zum 75. Geburtstag der Psychoanalytikerin Margarete Mitscherlich-Nielsen. Mannheimer Morgen, 17. Juli 1992, Mannheim

REINHARD MOHN, Wikipedia (Online-Lexikon) http://de.wikipedia.org/wiki/Reinhard_Mohn

ROY, Jules: Der Fall von Dien Bien Phu, München und Eßlingen 1964

RUTSATZ, Erika: Ärztin aus Berufung und Leidenschaft. Dorothea Erxleben – erste deutsche promovierte Medizinerin. Mitteldeutsche Zeitung, Heimat, S. V 1, 1. April 1995

SCHAD, Martha: Elizabeth Blackwell. Aus: Frauen, die die Welt bewegten. Geniale Frauen, der Vergangenheit entrissen, S. 24–25, Augsburg 1997

SCHÖNFELD, Gerda-Marie: Margarete Mitscherlich. „Ich habe mir verziehen", Stern, Hamburg, 17. Juli 2007

SCHOTT, Heinz: Hof-Wehemutter Siegemundin verbessert Geburtshilfe. Aus: Die Chronik der Medizin, S. 199, Augsburg 1997

SCHULER, Thomas: Die Mohns. Vom Provinzbuchhändler zum Weltkonzern: Die Familie hinter Bertelsmann, Frankfurt am Main 2004

SCHWABE, Harriet: Amalie Sieveking: Handfeste Sozialarbeit machte sie berühmt. Hamburger Abendblatt, 22.

Oktober 1982, Hamburg

SPIEGEL ONLINE: Ruhestand mit 103 Jahren. Älteste Ärztin der Welt ist gestorben, Hamburg, 4. April 2012

STROCKREITER, Karl: Anna Freud, * 3. Dezember 1895 in Wien, † 9. Oktober 1982 in London, Psychoanalytikerin. Aus: Gelehrte Frauen. Frauenbiographien vom 10. bis zum 20. Jahrhundert. Eine Informationsbroschüre zum Thema „Frauengeschichte" anläßlich des Milleniums 1996, S. 272–273, Wien 1996

THIEME, Gabi / MÜLLER, Gudrun: Ein Leben im Dienst der Gesundheit. Freie Presse, 29. März 1994, S. 6, Chemnitz

WACHTEL, Beate: Der „Engel von Sibirien". Zum 70. Geburtstag von Elsa Brändström. Allgemeine Zeitung, 22. März 1958, Mainz

WIKIPEDIA (Online-Lexikon) http://wikipedia.org

WOMEN IN AMERICAN HISTORY: Elion, Gertrude Belle. Aus: Encyclopaedia Britannica

WUNDERLICH, Dieter: WageMutige Frauen. 16 Porträts aus drei Jahrhunderten, München 2008

ZIMMER, Dieter: Hannelore Kohl. Aus: ZIMMER, Dieter (Herausgeber): Deutschlands First Ladies. Die Frauen der Bundespräsidenten und Bundeskanzler von 1949 bis heute, S. 220–243, Stuttgart 1998

BILDQUELLEN

Association for Humanistic Psychology, London
http://www.ahpweb.or: 29

Klaus Benz, Fotograf Mainz-Laubenheim: 246

Bundesarchiv, Bild 183-R06836 / CC-BY-SA: 23 (via
Wikimedia Commons), lizensiert unter Creative
Commons-Lizenz by-sa-3.0-de,
http://creativecommons.org/licenses/by-sa/3.0/de/
legalcode

Bundesarchiv, B 145 Bild -F065094-0002 / Schaack,
Lothar / CC-BY-SA: 107 (via Wikimedia Commons),
lizensiert unter CreativeCommons-Lizenz by-sa-3.0-de,
http://creativecommons.org/licenses/by-sa/3.0/de/
legalcode

Bundesarchiv, B 145 Bild-F054905-0019 / Wienke, Ulrich
/ CC-BY-SA: 173 (via Wikimedia Commons), lizensiert
unter CreativeCommons-Lizenz by-sa-3.0-de,
http://creativecommons.org/licenses/by-sa/3.0/de/
legalcode

Bundesbildstelle des Presse- und Informationsamtes der
Bundesregierung, Berlin / http://www.bundesbildstelle.de /
Fotograf: Arne Schambeck, Foto vom 1. Juni 1994,
Alte Signatur: 102522: 97

eye.d Designbüro, Essen (Foto von Dr. Veronica Carstens
zur Verfügung gestellt): 35

Flickr http://www.flickr.com/photos/das-blaue-sofa/
6321749805 / http://www.randomhouse.de/Autor/
Liz_Mohn/p49033.rhd: 147

Fontana Film GmbH (mit freundlicher Genehmigung von Stefan Haupt): 113

Freie Presse, Chemnitz (Foto; Wolfgang Ebert): 189

Hobart and William Smith Colleges Archives, Porträt um 1900/1905, http://academic.hws.edu/library/archives/htmls/eb001.html: 15 (via Wikimedia Commons), Lizenz: gemeinfrei (Public domain)

Library of Congress, Prints and Photographs Division Washington / digitale ID cph.3cl7972 / Foto von Sigmund und Anna Freud während der Ferien 1913 in den italienischen Dolomiten: 73 (via Wikimedia Commons), Lizenz: gemeinfrei (Public domain)

Library of Congress, Prints and Photographs Division Washington, New York World-Telegram and the Sun Newspaper Photograph Collection, Reproductions Number: LC-USZ62-118942: 195

Library of Congress, Prints and Photographs Division Washington, New York World-Telegram and the Sun Newspaper Photograph Collection, Reproductions Number: LC-USZ62-122235: 199

National Archief, Den Haag / Porträt von 1912: 103 (via Wikimedia Commons), Lizenz: gemeinfrei (Public domain)

National Cancer Institute / http://visualsonline.cancer.gvo/details.cfm?imageid=8236: 55 (via Wikimedia Commons), Lizenz: gemeinfrei (The image is a work of the National Institutes of Health, part of the United States Department of Health and Human Services. As a work of the U. S. federal government, the image is in the public domain)

National Library of Medicine: 45

National Library of Medicine / B012553 / http://

ihm.nlm.nih.gov/images/B12553 / Geneviève de Galard
Terraube zwischen Leonard D. Heaton und George E.
Armstrong: 79, Lizenz: gemeinfrei (Public domain)
National Library of Medicine, Images from the History
of Medicine, B05353: 41 (via Wikimedia Commons),
Lizenz: gemeinfrei (The image is a work of the National
Institutes of Health, part of the United States Department
of Health and Human Services. As a work of the U. S.
federal government, the image is in the public domain)
Presidenza della Repubblica Italiana: 123 (via Wikimedia
Commons), Lizenz: gemeinfrei (Public domain)
Rama / CC-BY-SA2.0: 167 (via Wikimedia Commons),
lizensiert unter Creative Commons-Lizenz by-sa-2.0-fr,
http://creativecommons.org/licenses/by-sa/2.0/fr/legalcode
Reproduktion des Titelkupfers des Werkes von Justine
Siegemundin über die Hebammenkunst: 179
Reproduktion eines Fotos aus dem Buch „The New
Student's Reference Work", 5 volumes, Chicago 1914 von
Chandler B. Beach (1839–1928) und Frank Morton
McMurry (1862–1936): 153 (via Wikimedia Commons),
Lizenz: gemeinfrei (Public domain)
Reproduktion eines Fotos von H. Lenthall, London,
aus den 1850-er Jahren: 145 (via Wikimedia Commons):
Lizenz: gemeinfrei (Public domain)
Reproduktion eines Gemäldes von Giovanni Leonardo
Henner von 1628 nach Frans Pourbus dem Jüngeren
(1569–1622): 129
Reproduktion eines Gemäldes von Hans Heinrich Port von
1841 / http://www.dhm.de/ausstellungen/diakonie/0.htm:
183 (via Wikimedia Commons), Lizenz: gemeinfrei
(Public domain)
Reproduktion eines Stiches von 1813: 19

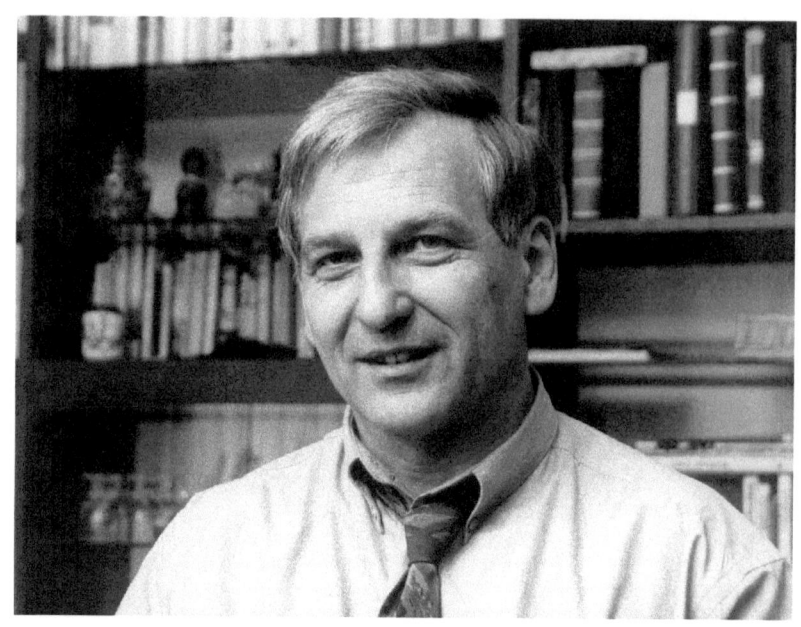

Autor Ernst Probst

246

DER AUTOR

Ernst Probst, geboren am 20. Januar 1946 in Neunburg vorm Wald im bayerischen Regierungsbezirk Oberpfalz, ist Journalist und Wissenschaftsautor. Er arbeitete von 1968 bis 1971 als Redakteur bei den „Nürnberger Nachrichten", von 1971 bis 1973 in der Zentralredaktion des „Ring Nordbayerischer Tageszeitungen" in Bayreuth und von 1973 bis 2001 bei der „Allgemeinen Zeitung", Mainz. In seiner Freizeit schrieb er Artikel für die „Frankfurter Allgemeine Zeitung", „Süddeutsche Zeitung", „Die Welt", „Frankfurter Rundschau", „Neue Zürcher Zeitung", „Tages-Anzeiger", Zürich, „Salzburger Nachrichten", „Die Zeit", „Rheinischer Merkur", „Deutsches Allgemeines Sonntagsblatt", „bild der wissenschaft", „kosmos", „Deutsche Presse-Agentur" (dpa), „Associated Press" (AP) und den „Deutschen Forschungsdienst" (df). Aus seiner Feder stammen die Bücher „Deutschland in der Urzeit" (1986), „Deutschland in der Steinzeit" (1991), „Rekorde der Urzeit" (1992), „Dinosaurier in Deutschland" (1993 zusammen mit Raymund Windolf) und „Deutschland in der Bronzezeit" (1996). Ab 2000 verfasste er eine 14-bändige Taschenbuchreihe über berühmte Frauen. Von 1986 bis heute veröffentlichte er mehr als 200 Bücher, Taschenbücher, Broschüren und E-Books. Eine seiner Spezialitäten sind Biografien über berühmte Frauen.

Bücher von Ernst Probst

Superfrauen 1 – Geschichte
Superfrauen 2 – Religion
Superfrauen 3 – Politik
Superfrauen 4 –Wirtschaft und Verkehr
Superfrauen 5 – Wissenschaft
Superfrauen 6 – Medizin
Superfrauen 7 – Film und Theater
Superfrauen 8 – Literatur
Superfrauen 9 – Malerei und Fotografie
Superfrauen 10 – Musik und Tanz
Superfrauen 11 – Feminismus und Familie
Superfrauen 12 – Sport
Superfrauen 13 – Mode und Kosmetik
Superfrauen 14 – Medien und Astrologie
Superfrauen aus dem Wilden Westen

Königinnen der Lüfte in Deutschland
Königinnen der Lüfte in Frankreich
Königinnen der Lüfte in England, Australien
und Neuseeland
Königinnen der Lüfte in Europa
Königinnen der Lüfte in Amerika
Königinnen der Lüfte von A bis Z
Frauen im Weltall
Drei Königinnen der Lüfte in Bayern (zusammen
mit Josef Eimannsberger)

Christl-Marie Schultes. Die erste Fliegerin in Bayern
Sturzflüge für Deutschland. Kurzbiografie der Testpilotin
Melitta Schenk Gräfin von Stauffenberg (zusammen
mit Heiko Peter Melle)
Tony und Bruno Werntgen. Zwei Leben für die Luftfahrt
(zusammen mit Paul Wirtz)

Julchen Blasius. Die Räuberbraut des Schinderhannes
Cortes und Malinche. Der spanische Eroberer
und seine indianische Geliebte
Der Schwarze Peter. Ein Räuber im Hunsrück
und Odenwald
Hildegard von Bingen. Die deutsche Prophetin
Johann Jakob Kaup. Der große Naturforscher
aus Darmstadt
Königinnen des Films 1. Von Lucille Ball
bis zu Sophia Loren
Königinnen des Films 2. Von Anna Magnani
bis zu Mae West
Königinnen des Films in Italien. Anna Magnani –
Giulietta Masina – Gina Lollobrigida – Sophia Loren
Königinnen des Tanzes
Königinnen des Theaters
Machbuba. Die Sklavin und der Fürst
Malende Superfrauen. Sofonisba Anguissola –
Frida Kahlo – Angelika Kauffmann – Paula Modersohn-
Becker – Séraphine Louis – Marianne von Werefkin
Pocahontas. Die Indianer-Prinzessin aus Virginia
Pompadour und Dubarry. Die Mätressen von Louis XV.
Maria Stuart. Schottlands tragische Königin
Elisabeth I. Tudor. Die jungfräuliche Königin
Zenobia.Eine Frau kämpft gegen die Römer

Meine Worte sind wie die Sterne. Die Entstehung der Rede
des Häuptlings Seattle (zusammen mit Sonja Probst)
Der Ball ist ein Sauhund. Weisheiten und Torheiten
über Fußball (zusammen mit Doris Probst)
Worte sind wie Waffen. Weisheiten und Torheiten
über die Medien (zusammen mit Doris Probst)
Schweigen ist nicht immer Gold. Zitate von A bis Z
Weisheiten der Indianer

Bestellungen bei: http://www.grin.com